李 治 编著 ❀

预防
糖尿病并发症
十大要素
——糖尿病患者保健必读

人民卫生出版社

图书在版编目（CIP）数据

预防糖尿病并发症十大要素／李治编著.—北京：
人民卫生出版社，2012.6
　　ISBN 978-7-117-15726-1

　　Ⅰ.①预…　Ⅱ.①李…　Ⅲ.①糖尿病–并发症–防治
Ⅳ.①R587.2

　　中国版本图书馆CIP数据核字（2012）第067104号

门户网：www.pmph.com	出版物查询、网上书店
卫人网：www.ipmph.com	护士、医师、药师、中医
	师、卫生资格考试培训

预防糖尿病并发症十大要素
——糖尿病患者保健必读

编　　著：李　治
出版发行：人民卫生出版社（中继线010-59780011）
地　　址：北京市朝阳区潘家园南里19号
邮　　编：100021
E－mail：pmph@pmph.com
购书热线：010-67605754　010-65264830
　　　　　010-59787586　010-59787592
印　　刷：北京汇林印务有限公司
经　　销：新华书店
开　　本：710×1000　1/16　印张：12
字　　数：183千字
版　　次：2012年6月第1版　2012年6月第1版第1次印刷
标准书号：ISBN 978-7-117-15726-1/R·15727
定　　价：19.80元
打击盗版举报电话：010-59787491　E－mail：WQ@pmph.com
（凡属印装质量问题请与本社销售中心联系退换）

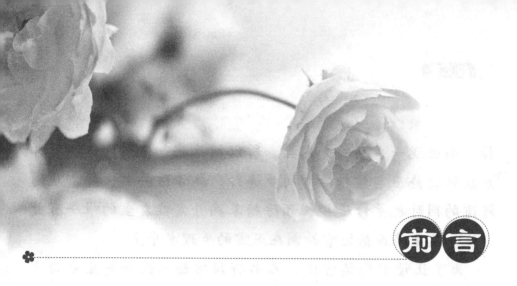

笔者曾遇到过这样的糖尿病患者：面容憔悴，说话有气无力，视物恍惚。经检查，医生告诉他，糖尿病并发肾病已经到了尿毒症阶段，唯有用换肾手术或血液透析治疗来维持生命，他哭了，我深为他失去预防并发症的时机而惋惜。

糖尿病并不可怕，可怕的是它的并发症，是糖尿病患者对预防并发症的无知。使无知变有知，让大多数糖尿病患者都能掌握并发症的预防知识，不发生或减少发生并发症，这是笔者编写本书的目的。

有些糖尿病患者的血糖经常处于持续高状态而却不在意，或不懂得控制，随着病程的进展，动脉逐渐出现硬化，血管腔变窄，影响了心、脑、肾的供血，出现相应的并发症，神经系统、眼、皮肤、足部均可被累及。

糖尿病并发症初期症状不明显，不能引起患者的注意，经过一段时间，当症状明显时，往往并发症已发展到了不可逆转的地步，治疗相当困难，甚至有的已到了无法治疗的程度。

糖尿病主要是身体里面的胰岛素分泌量不足，不够维持体内葡萄糖代谢的需要，出现糖尿病的症状，如果血糖失控，则出现一系列的并发症。所以糖尿病一经确诊，预防并发症的措施应与控糖治疗同步进行。就像防洪水一样，疏通河道的同时也要修堤坝。预防糖尿病并发症发生的唯一有效办法，就是将血糖经常控制在正常的生理水平上。

为了让读者阅读方便，本书将预防糖尿病并发症分为十个方面加以叙述。用"要素"为大标题，每个"要素"设若干个内容独立的小标题，以预防并发症为中心、控制血糖、血脂为重点，分层次地将内容展开。语言通俗，借用比喻，前瞻性的整体预防糖尿病并发症为本书的特点。

糖尿病是一种终身性疾病，但是如果预防和调治得当，患者可以正常地工作、学习和生活，并不异于正常人。有很多糖尿病患者到了八九十岁身体健康者大有人在，延年益寿已不是一句空话。

本书在编写过程中承蒙岂宝霞副主任医师为本书提供有关临床资料、通辽市医院图书馆的同志大力协助，在此特致以真挚的感谢。因作者水平所限，不足之处，诚请同行和读者批评指正。

李 治

2012年4月

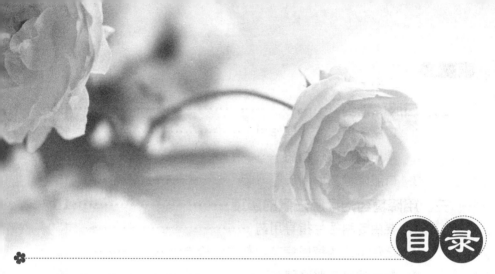

目录

第三大要素　饮食调控血糖预防并发症

第四大要素　体育锻炼调控血糖预防并发症

第五大要素　心脑肾及其他糖尿病并发症的预防

第六大要素 糖尿病患者的夫妻生活

第七大要素 糖尿病患者的心理健康

第八大要素 血糖自我监控

第九大要素 中医预防调治糖尿病并发症

一、消渴病病机 ·································· 124

二、预防调治并发症 ·························· 124

三、气功调治糖尿病并发症 ················ 129

四、糖尿病按摩疗法 ·························· 129

第十大要素　糖尿病患者的生活保健

第一大要素 1

糖尿病胰岛及胰岛素的一般知识

这点胰岛素不够用!

你生病了?

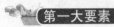

一、糖尿病的流行病学

1. 糖尿病有几种类型

糖尿病分为四大类型，即 1 型糖尿病、2 型糖尿病、特殊类型糖尿病（也称 3 型糖尿病）及妊娠糖尿病。四大类型中 80% 左右的糖尿病患者属于 2 型糖尿病。

2. 世界糖尿病流行情况及现状

根据世界卫生组织估计，到 2025 年，全球的糖尿病患者数量将增加到 3.66 亿人。值得注意的是，糖尿病患病率在发展中国家增长的特别快，呈急剧上升势头，令人担忧。

3. 我国糖尿病流行情况及现状

我国据 2002 年调查糖尿病发病率结果显示，18 岁以上居民的发病率为 2.6%，估计全国糖尿病患者已超过 3000 万人，而城市患病率明显高于农村。与 1996 年糖尿病抽样调查资料相比，大城市 20 岁以上糖尿病患病率由 4.6% 上升到 6.4%，中小城市由 3.4% 上升到 3.9%。

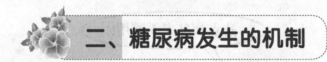

二、糖尿病发生的机制

1. 身体中的奥秘

刘大妈的身体一直很健康，不论在家或在单位都是一把硬手，喜欢助人。可是近来，浑身没劲，走路或干点活什么的就感到疲乏。她听人说糖尿病有这种症状，刘大妈也没去医院，她自有主意，回家撒了一泡尿尝了尝"啊，尿是甜的！"，原来她患了糖尿病。

为什么糖尿病患者的尿在未治疗之前是甜的？我们先来了解一下人身体中对糖起消化作用的器官就明白了。

人体的构造相当奇妙，每个"部门（系统）"和"零件（器官）"结构相当合理，各司其职，还能相互帮助和影响。胰岛长在胰的里面，乙细胞长在胰岛的里面。它们就像大海和大海中的小岛一样，如果把胰比作大海的话，那么，胰岛就是大海中的小岛，而胰岛中具有分泌功能的细胞就是小岛上的居民。

2. 原来是乙细胞出了毛病

胰岛由多种细胞组成并有明确的分工，我们主要来了解甲细胞和乙细胞，而乙细胞也称 B 细胞或 β 细胞。它们分泌的内激素，人是离不开的。甲细胞产生的胰高血糖素作用是提高血糖的水平，乙细胞分泌的胰岛素功能是降低血糖水平，两者的功能正好相反，共同保持血糖在正常生理水平。就像水库一样，能贮存水也能排泄水。

由于某种原因胰岛的乙细胞数量减少或功能降低时，胰岛素分泌量亦随之减少，则血糖升高，人就得了糖尿病。当血糖升高到一定程度时，尿中出现葡萄糖，前面说的刘大妈尿甜就是这个道理。

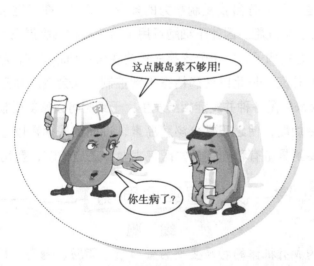

血糖升高

❀ 重要提示 ❀

糖尿病是前因，如果不将血糖控制住、控制好，那么，多则十几年，少则七八年，并发症就会自己找上门来，心脏、脑、眼、肾脏、足部和神经系统都会受到伤害，轻则致残，重者危及生命，这就是糖尿病的后果。

3. 糖尿病患者前面的曙光

（1）乙细胞再生

生理学家们怀着美好的愿望，在实验研究中，将动物的胰组织切除大部以后进行观察，发现胰组织有再生的能力，但很弱。局部的胰组织受到某些创伤，胰经过细胞分裂，能渐渐地形成新的胰岛和少量新腺泡，但是得需要较长的时间，由数月乃至数年之后才能完成。这项研究无疑给2型糖尿病患者恢复健康奠定了生理的理论基础。如果患者从食物上减轻胰岛的负担，再加上适当的营养、适当的运动和适当的药物治疗，按照现在的技术进展，恢复胰岛功能是大有希望的。

（2）干细胞移植

干细胞是一类具有自我复制能力的多潜能细胞，在一定条件下，它可以分化成多种功能细胞。因此干细胞可用于治疗各种细胞损伤性疾病，糖尿病就是一个很好的例子，由于分泌胰岛素的胰岛乙细胞受损，所以胰岛素量分泌不足血糖升高，长此以往病情得不到控制，就会造成全身器官功能性紊乱，随之而来的是各种并发症相继发生。干细胞可以修复受损的胰岛乙细胞，恢复胰岛功能，使之正常分泌胰岛素，进而糖尿病得以痊愈。不过干细胞移植需要到具备有移植条件的医院去做，还应住院，费用比较高。

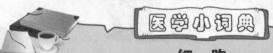

医学小词典

细 胞

构成有机体的物质主要为蛋白质、脂肪、糖类、核酸和其他分子等，但这些物质都不能独立地完成生活过程，只有当这些物质的分子按一定方式组织起来构成最简单的结构——细胞时，才能表现出生命现象。因此，细胞是人体结构、功能和生长发育的基本单位。一切有机体都是由细胞所构成的。

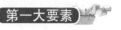

三、胰岛素的生理作用

胰岛素有两个来源，一是由身体中的胰岛分泌的，另一个来源是由人工合成。胰岛素在身体内有什么作用呢？

1. 胰岛素对糖、脂肪、蛋白质代谢的调节

（1）胰岛素对葡萄糖代谢的调节

人体中的葡萄糖多了不行，少了也不行。那么，血中的葡萄糖高了由什么物质来调节呢？当然是胰岛素了。

为什么胰岛素能降血糖？因为胰岛素有对葡萄糖代谢的功能，促进葡萄糖透过细胞膜进入细胞内，促使葡萄糖氧化分解合成糖原转变为脂肪、氨基酸。它还能抑制肝糖原分解和糖原异生，从而使血糖降低。

名词解释

氧化还原

物质失电子的作用叫氧化反应；得到电子的作用叫还原。狭义的氧化指物质与氧化合；还原指物质失去氧的作用。氧化时氧化值升高；还原时氧化值降低。氧化、还原都指反应物（分子、离子或原子）。氧化也称氧化作用或氧化反应。有机物反应时把有机物引入氧或脱去氢的作用叫氧化；引入氢或失去氧的作用叫还原。物质与氧缓慢反应缓缓发热而不发光的氧化叫缓慢氧化，如金属锈蚀、生物呼吸等。剧烈的发光发热的氧化叫燃烧。

（2）胰岛素对脂肪代谢的调节

胰岛素一方面可以促进葡萄糖合成脂肪，另一方面又能抑制脂肪组织释放游离脂肪酸。

胰岛素还能加速葡萄糖进入肝细胞合并成脂肪酸，然后运送到脂肪细胞将它贮存起来，人们把这种方式叫脂肪库贮存（这就是糖尿病患者用胰

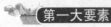

岛素肥胖的原因）。对于脂肪组织，胰岛素也能促进葡萄糖的摄取，使其最后转变成人们常去医院做化验的甘油三酯。胰岛素还抑制对激素敏感的脂解酶的活性，防止脂肪分解，以减少血液中的葡萄糖。另外，胰岛素能加速人体各组织对葡萄糖的利用。

如果身体中胰岛素缺乏还将造成脂肪代谢紊乱、血脂升高、产生动脉硬化、脂肪肝。

（3）胰岛素对蛋白质代谢的调节

胰岛素缺乏的幼年糖尿病患者，体内的蛋白质合成减少。补充胰岛素可使之恢复。蛋白质在体内合成需要胰岛素的帮助，所以胰岛素对机体的生长也有调节作用。

 生理常识 **人体由哪些物质构成**

人体是由一定的物质组成的。其成分按严格的规律和方式组构。组成人体的物质有：水、蛋白质、脂类、糖类、无机盐，五种物质在人体内含量所占的百分比例：水分55%～67%，蛋白质15%～18%，脂类10%～15%，糖类1%～2%，无机盐3%～5%。

2. 胰岛素对中枢神经系统、消化功能的作用

（1）中枢神经系统的胰岛素

说来很奇怪，怎么神经系统还有胰岛素？近来通过免疫组织化学、放射免疫自显影等方法证明，中枢神经系统内普遍存在着胰岛素及胰岛素受体，以下丘脑胰岛素浓度最高，为血液的9.5倍，新皮层为血液的3.6倍。总的来说，脑内胰岛素含量是血液中的数倍。关于脑内胰岛素的来源，目前尚无一致意见，它在脑组织中的作用也是一个待解之谜。

（2）胰岛素对消化功能的作用

胰岛素刺激胃液和胰腺分泌，促进胆囊和胃肠收缩，进而加速消化食物，促进新陈代谢，增加人体的活动能量，也为储存能量提供原料。

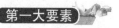

3. 胰岛素对生殖功能的作用

胎儿在卵泡发育的早期，以及发育成熟的过程中，少不了胰岛素，胎儿各部器官的生长都需要胰岛素的参与、胰岛素还能促进黄体细胞孕酮的合成。所以说，胰岛素对生殖有着十分重要的作用。

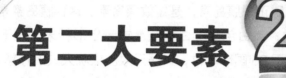

第二大要素 2

药物调控血糖预防并发症

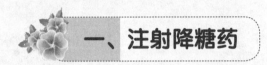

一、注射降糖药

1. 短效胰岛素

普通胰岛素也称正规胰岛素，是短效胰岛素。这种胰岛素是从猪、羊、牛等胰脏里提取的，为白色或类白色结晶或无定形粉末。按干燥品计算，每毫克效价不得少于 26 国际单位，口服无效。医院大夫治疗糖尿病用的胰岛素，是用其注射剂。

普通胰岛素属于短效制剂，它奏效迅速，时效短，常用于严重病例和急救，如治疗糖尿病酮症酸中毒和糖尿病性昏迷，也适用于糖尿病孕妇和患糖尿病的手术前患者。短效胰岛素药效作用持续均为 5~8 小时。

2. 中效胰岛素

它的注射液为胰岛素、硫酸鱼精蛋白和氯化锌复合物结晶的中性灭菌白色混悬液，无凝块，pH 为 7.1~7.4。每 100 单位混悬液内含硫酸鱼精蛋白 0.3~0.6 毫克，含锌量折合氯化锌 < 0.04 毫克，贮于 2~8℃为宜。这种胰岛素的标签上注有来源的动物种类。

这种胰岛素为中效制剂，主要用于中、轻型糖尿病。皮下注射后 2 小时起显效，约 10 小时达最大作用，持续 24~28 小时。应用这种胰岛素可引起低血糖不良反应，反应的时间较正规胰岛素迟缓，往往在药效高峰时发生，即皮下注射后的 8~12 小时发生。故初次用药要密切注意。本品起效慢，不适用于抢救危重的糖尿病患者。

用药原则：通常于每日早餐前注射 1 次即可，也可早上给 2/3 剂量，晚饭前给余下量。抽取注射液前应注意摇匀。重症可与正规胰岛素混合使用，不会影响后者的快速作用，混合物在 2~3 个月内是稳定的。剂量可由 24 小时尿糖量计算，约 2 克尿糖用 1 单位胰岛素，宜从小剂量开始。

3. 长效胰岛素

精蛋白锌胰岛素也称长效胰岛素、精锌胰岛素、白精蛋白锌胰岛素。其形状为胰岛素与鱼精蛋白及氧化锌相结合的白色中性混悬液，不应有凝

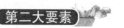

块，pH 值为 6.7~7.3。每 100 单位胰岛素混悬液内含鱼精蛋白 1.0~1.5 毫克与锌 0.2~0.25 毫克，活性不稳定，需冷藏。

作用、用途与正规胰岛素相同。皮下注射后吸收缓慢而均匀，约 4 小时血糖浓度开始下降，15~20 小时作用达高峰，作用持续 24~36 小时。治疗一般中、轻型糖尿病，作维持用。对重度糖尿病患者可与正规胰岛素合并应用。

用药原则：患者于早饭前 30~60 分钟皮下或肌内注射，剂量依病情而定，一般 10~20 单位 / 日，最好不要超过 80 单位 / 日，以免发生严重低血糖反应。由于作用起始晚，对重度糖尿病患者，必须与正规胰岛素合用，其用量为 1：2~3，两种胰岛素混合后，会使可溶性胰岛素减少，影响快速效应。

4. 胰岛素的适应证

胰岛素是治疗糖尿病的特效药，但仅能替代补充分泌不足而不能根治、不能使受损而失去分泌胰岛素功能的乙细胞恢复其功能。

（1）依赖型糖尿病患者

凡 1 型糖尿病患者尤其是青少年、儿童、消瘦或营养不良者依赖胰岛素为生的患者，一旦停用或中断胰岛素治疗，势必发生酮症酸中毒威胁生命，故必须终身替代补充之。

（2）减轻乙细胞负担

2 型糖尿病患者，当饮食及口服降糖药不能控制时，亦须长期补充胰岛素，以期将血糖控制在正常水平之内，或尿糖阴性，待乙细胞贮备功能逐渐恢复后再逐渐减量，甚至恢复口服药与饮食治疗。2 型糖尿病并非属胰岛素依赖型，停用胰岛素时亦无生命威胁。用胰岛素的目的是为了使胰岛中的乙细胞减轻负担，加速胰岛功能的恢复与控制症状和高血糖。用胰岛素时必须严格控制进食量，以免发生肥胖，甚至对胰岛素产生抵抗性。

（3）需要用胰岛素保护的糖尿病患者

①与营养不良有关的糖尿病，即 3 型糖尿病也需用胰岛素治疗者；②糖尿病伴酮症酸中毒、非酮症性高渗昏迷、乳酸性酸中毒、重度感染、高热及消耗性疾病、急性应激状态如心肌梗死患者；③兼有外科病将行大手术前后，即使原用口服药治疗者亦须改用胰岛素或临时改用，以期防止酮症

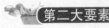

等并发症的发生患者；④妊娠期糖尿病患者，或糖尿病患者妊娠及分娩前阶段和分娩期以采用适量胰岛素保护，还有不适宜用口服降糖药物的患者；⑤继发性糖尿病，特别是垂体性糖尿病、胰源性糖尿病患者；⑥糖尿病患者伴有严重肝病（肝硬化、肝炎）、肾脏病伴肾衰竭，伴多数慢性并发症者（如眼底及肾脏病变、神经病变、脂肪肝、下肢坏疽等）和其他内分泌病等，根据病情选用胰岛素治疗者。

5. 胰岛素的不良反应

（1）低血糖反应

多见于胰岛素依赖型中脆性型或非依赖型中重型。发生的原因一般由于体力活动运动量太多，偶或饮食太少、减量或胰岛素剂量过大。症状有饥饿感、头晕、软弱、出汗、心悸者，给予糖水缓解之。有出现精神症状，如定向失常、烦躁不安、语无伦次、哭笑无常，有时可更严重，甚而昏迷、抽搐状似癫痫，昏迷不醒者，应立即送医院抢救。

（2）过敏反应

少数患者有过敏反应，如荨麻疹、血管神经性水肿、紫癜，极个别的人可出现过敏性休克。此种反应大致由于胰岛素的制剂中有杂质所致，须即刻送附近医院进行急诊。

❀ 重要提示 ❀

　　胰岛素要由专业医生根据患者病情需要来确定是否使用。应用时，患者自己不能随意增减，而是要由专业医生根据血糖情况指导用药。

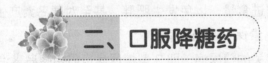

二、口服降糖药

1. 口服降糖药的药理作用

可促进胰岛的乙细胞分泌胰岛素，抑制肝糖原分解并促进肌肉利用葡萄糖，从而产生降血糖作用。但选用口服药治疗糖尿病须胰岛细胞正常，也就是说血糖高是由于胰岛细胞中的乙细胞暂时受了损害，但还有分泌胰岛素的功能，只不过分泌胰岛素不足是暂时的，因此其不适于 1 型糖尿病的治疗。

2. 常用的口服降糖药

（1）丁苯磺丁脲（甲磺丁脲，甲糖宁）

甲苯磺丁脲主要适用于轻、中型 2 型糖尿病的治疗。对肾功能不全者、磺胺类药物过敏者、白细胞减少者、外科手术患者和孕妇不宜使用。甲苯磺丁脲约 100 毫克相当于 20 单位胰岛素。

（2）氯磺丙脲

本品属于第一代磺酰脲类口服降血糖药。作用同甲苯磺丁脲，强而持久。此药口服吸收好，2～4 小时达血药浓度峰值，作用至少可维持 24 小时。

（3）醋磺己脲（乙酰磺环己脲）

本品属磺酰脲类降糖药，降糖作用与甲苯丁脲相同，可持续 12 小时以上。

（4）格列本脲（优降糖，达安宁）

本品属第二代磺酰脲类降糖药。降血糖作用较甲苯丁脲强 200 倍，因此剂量明显减小，用于轻、中型及稳定型糖尿病患者。

（5）格列吡嗪（吡磺环己脲，美吡哒，格列甲嗪）

本品属第二代磺酰脲类降血糖药，主要作用于胰岛乙细胞，促进胰岛素分泌，还抑制肝糖原分解并促进肌肉利用葡萄糖。此外，还能提高胰岛素靶组织对胰岛素的反应性，增强胰岛素作用。

（6）格列齐特（甲磺吡脲，甲磺双环脲，达美康）

作用与用量和甲磺丁脲相似，作用强度为后者的 10 倍，且有抗血小板聚集作用。口服易溶易吸收，体内与血浆蛋白广泛结合，格列齐特的生物半衰期约 10～12 小时，主要在肝内代谢。

（7）格列波脲（甲磺冰脲，克糖利）

作用与用途同甲磺丁脲。格列波脲作用时间较短，低血糖发生率低，对老年糖尿病患者较合适。口服容易吸收，体内生物半衰期约 8 小时。

（8）格列喹酮（糖肾平，糖适平，喹磺环己酮）

本品为第二代磺酰脲降糖药。作用时间较短（8 小时），低血糖发生率很低，还可避免高胰岛素血症。

（9）格列嘧啶（苯磺嘧啶，降糖嘧啶）

本品在胰岛功能存在时有效，不属磺脲类，也不属双胍类。一次给药后 30 分钟内血糖开始降低，此作用可持续 12 小时。用于治疗成人型糖尿病，不能用于酮尿和酮血症患者。肝病、肾病患者和孕妇忌用。

（10）妥拉磺脲（甲磺丫庚脲）

作用类似甲苯磺酰脲。口服后吸收慢，4～8 小时达血药浓度高峰。作用持续时间为 10～20 小时。

（11）苯乙双胍（降糖灵）

本品不促进胰岛素分泌，主要靠减少肝糖原产生和增加外周对糖的利用而产生作用。本品对成年型糖尿病较磺脲类疗效好，对某些磺脲类无效病例亦有效，对幼年稳定型糖尿病有相当疗效，对正常人无明显的降糖作用。

（12）甲福明（二甲双胍，降糖片，新降血糖片）

作用与苯乙双胍相似而较弱，用于轻症成年型糖尿病。肝肾功能不全者忌用此药。

（13）阿卡波糖（拜糖平，阿克波什糖）

阿卡波糖用于治疗各型糖尿病，可单独使用，亦可与其他降糖药联合应用，以增加疗效。由于它能使糖类在肠道分解及小肠吸收障碍，食物在肠中滞留时间增加，因而使糖类在结肠中发酵引起腹胀，甚至腹泻。

（14）依帕司他

本品为醛糖还原酶抑制剂，可用于预防和治疗糖尿病并发症的麻木、疼痛等末梢神经障碍，本品对血糖水平无影响，主要用于治疗糖尿病并发症。

（15）吡格列酮

本药为高度选择性的过氧化物酶增殖体激活受体激动剂，调节、控制葡萄糖及脂质代谢，增加组织对胰岛素的敏感性，降低胰岛素抵抗，从而达到降低血糖的目的。

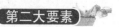

此外，口服降糖药物还有格列美脲、那格列奈、瑞格列奈等口服降糖药。

3. 口服降糖药的副反应

"是药三分毒"是指药物的副作用而言。可以说每种降糖口服药都有它一定的副作用，有的药品还对某些患者不能使用，因此，在用药时一定要了解药品的治疗作用和副作用。

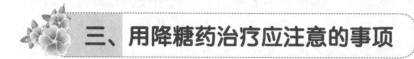

三、用降糖药治疗应注意的事项

1. 要由专科医生指导用药

应用降糖药治疗糖尿病要在专科医生的指导下进行。医生根据患者的血糖和全身的状态，综合起来确定治疗药物和用药的剂量。当然，还要在用药治疗期间观察该药作用的效果和有无不良反应。

2. 记住常用的糖尿病药物剂量和检验值

（1）糖尿病患者要了解治疗糖尿病的药物并且会使用它，掌握常用的药物剂量。这是调治血糖和预防并发症的关键。

（2）熟悉糖尿病的几个正常指标

正常成人空腹血清胰岛素浓度为 14.0±8.7 微单位／毫升，C 肽浓度为 0.40±0.20 皮摩尔／毫升，C 肽／胰岛素比值为 6.00±5.08。

如 C 肽、胰岛素皆以皮摩尔／毫升表示时，则胰岛素 1 微单位 =1/150 皮摩尔。

血糖是指血液中含有的葡萄糖，血糖值表示血液中的葡萄糖浓度，正常人的血糖浓度在一定范围内波动。经过对大量健康人静脉血浆中的血糖（葡萄糖）水平调查，并用医学统计方法定为正常人的静脉血糖标准浓度值为：

空腹血糖为 3.4~6.2mmol/L 之间，饭后 2 小时血糖不超过 7.8mmol/L。

3. 怎样保管口服降糖药

注意药品的有效期、失效期、遮光、所用的药对保管温度的要求，防止药品潮解。

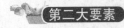

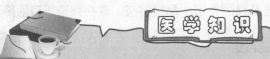

生物半衰期

生物半衰期简称血浆半衰期，系指药物自体内消除半量所需的时间，以符号T1/2表示。一般情况下，代谢快、排泄快的药物，其生物半衰期短，而代谢慢、排泄慢者的生物半衰期较长。临床上可根据各种药物的半衰期来确定适当的给药间隔时间，或每日的给药次数，以维持有效的血浓度和避免蓄积中毒。但是由于个体差异，同一药物的半衰期不同人常有明显的差异，肝、肾功能不良者或老年人的血浆半衰期常较年轻健康者为长。药物相互作用也会有干扰，使半衰期发生变化。

第三大要素 3

饮食调控血糖
预防并发症

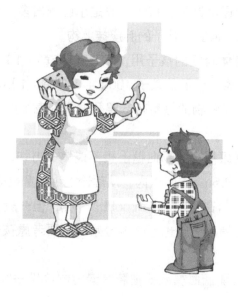

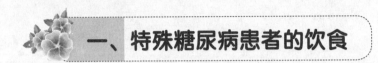

一、特殊糖尿病患者的饮食

1. 儿童糖尿病患者的饮食治疗

儿童糖尿病一般是由于遗传以及环境因素长期共同作用下引发的疾病。典型病例可出现多尿、多饮、多食、消瘦等表现，即"三多一少"症状。对于儿童糖尿病的治疗方法，专家一般是建议小患者以饮食治疗为主，药物治疗为辅的治疗手段。那么，儿童糖尿病患者要怎么进行饮食治疗呢？糖尿病治疗专家提醒广大家长：儿童糖尿病患者的饮食疗法热量要求不应太过苛刻。

儿童处于生长发育的关键时期，儿童糖尿病患者不能像成人一样严格控制总热量的摄入，要将热量尺度适当放宽，同时随时关注孩子的生长发育情况。

虽然儿童糖尿病不要过于严格控制总热量的摄入，但可以限制食品种类，比如甜食、脂肪过多的食物不要吃。儿童 1 型糖尿病属于自身免疫紊乱，缺乏胰岛素来降低血糖，血糖较高。儿童糖尿病患者一般发病快、起病急、血糖升高明显，孩子偏瘦。而 2 型儿童糖尿病和成人糖尿病相似，起病比较慢，血糖逐渐升高，孩子一般是小胖墩居多，为了保证孩子的生长发育，热量食物交换要和孩子的胖瘦挂上钩。

一般来说，身体较瘦的孩子用 1000 +（年龄 −1）× 100 就是孩子一天可以摄入的热卡量，较胖的孩子 1000 +（年龄 −1）× 80 就是孩子一天摄入的热卡量，不同食物的热量有参照数据（见表 1），家长可以根据数据选择食物。

此外，儿童糖尿病在控制血糖上也不能搞一刀切，从治疗上看，成人的血糖要求控制在 6.5mmol/L 以内，从理论上讲儿童也应参照这个标准（6岁以内孩子要求控制在 7.5 ~ 8.5mmol/L 之间），但一般孩子都达不到这个标准。因此，血糖稍高一些也不必过分紧张，要考虑孩子身体发育的具体情况。

如个体反复出现低血糖就要把胰岛素控制放松一些，2 型儿童糖尿病

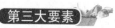

患者往往是因为肥胖导致，就是说饮食在发病中起很大作用，那么只有很好地控制饮食，有时候甚至不用吃降糖药，也能达到很好的将血糖降到比较理想的效果。

切记，饮食疗法对于儿童糖尿病的控制确实是有很大的效果，但是家长们也要注意，饮食疗法毕竟只是一种保健治疗手段，要从血糖控制方面，使食、药两者兼顾。有些家长对使用药物怕对孩子的健康有影响，使用胰岛素又怕造成胰岛素依赖。著者告诉家长们，药、食结合治疗糖尿病是科学的，大可不必担心。对于用常规治疗不理想的患儿，可考虑干细胞移植疗法。总之，治疗要相信专科糖尿病医生。

衡量小知识　摩尔是表示物质量的单位

1 摩尔（mol）=1000 毫摩尔（mmol）

1 毫摩尔（mmol）=1000 微摩尔（μmol）

1 微摩尔（μmol）=1000 纳摩尔（nmol）

1 纳摩尔（nmol）=1000 皮摩尔（pmol）

1 皮摩尔（pmol）=1000 飞摩尔（fmol）

大家应该了解，1 型糖尿病的患者大多数是儿童或者是青少年，因此在饮食上要注意的事项很多，因为他们既需要丰富的营养物质进行身体的发育，又要保证血糖情况稳定，那么，1 型糖尿病患者该如何饮食治疗呢？

实际上，糖尿病患者什么都可以吃，关键是吃什么，吃多少量。单一食品不能满足人体的多种营养素的需要，所以必须通过多样化的饮食，达到饮食平衡。平衡膳食遵循的原则是粗粮细粮搭配，荤素搭配，不挑食、不偏食，好的不要多吃，差的也不要少吃。

炒菜宜用植物油（如米糠油、玉米油、大豆油、葵花油等）；忌用动物油（如猪油、牛油、肥肉、奶油等），宜多采用清蒸、水煮、凉拌、炖等烹调方式。

1 型糖尿病患者的饮食不可太咸，并应少吃或不吃胆固醇含量高的食物，如动物内脏（脑、肝、腰子等）、蟹黄、虾籽、鱼籽等。胆固醇过高者蛋黄每周以不超过三至四个为原则。

多选用富含纤维素的食物，如全谷类为主食，未加工之豆类、蔬菜及含糖量少的水果（如西红柿、西瓜、苹果、桃等），可改善血糖的升高，它们是1型糖尿病饮食不可缺少的食物。

含淀粉高的食物，如甘薯、马铃薯、芋头、玉米、菱角、粟米、毛豆、干豆类（黄豆、红豆、蚕豆等），及咸的中西式点心（如蟹壳黄、烧麦、寿司、萝卜糕、咖喱饺、鸡卷等），对1型糖尿病患者来说，这些饮食是不可任意食用的，须按食谱计划选用。

当血糖尚未得到控制时，暂不要吃水果，当血糖控制达标后再试着吃水果，要在两顿饭之间血糖最低时吃水果，于餐后半小时到1小时、2小时测血糖，吃什么水果，吃多少量，以不引起血糖增高为标准。

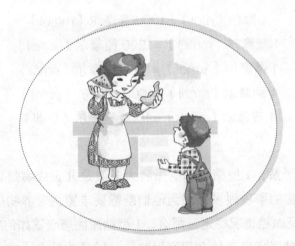

儿童糖尿病

2. 妊娠期糖尿病患者的饮食

妊娠期糖尿病孕妇必须向营养师作营养咨询，在不影响胎儿生长的情况下，控制热量的摄取，尤其淀粉类和甜食的摄取量比例上须予以降低。经过饮食控制及适量的运动，妊娠糖尿病的妈妈血糖的控制大多能达到理想的范围（空腹血糖为 3.4～6.2mmol/L 之间，饭后 2 小时血糖不超过 7.8mmol/L），如此，可以预防巨婴症。若少数妊娠糖尿病的妈妈经过上述方法仍无法将血糖控制好，此时就必须予以注射胰岛素。

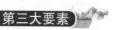

妊娠糖尿病妈妈和一般怀孕妈妈一样，热量、蛋白质、钙质、铁质、叶酸、维生素 B 族等都不可少，只是在餐次上需特别注意，在总热量不变的情况下，最好少量多餐，并注意质与量之分配，如此可使血糖较平稳。在水果方面，要限量，并尽量不要选用果汁。当便秘时，可选一些含纤维素较多的蔬菜水果，如竹笋、芥蓝菜、韭菜、韭菜花等又可延缓血糖上升，有利血糖控制。而米饭也可以加糙米、胚芽米、燕麦片等等，或以此来取代米饭。另外，多吃含纤维素较多的食物，也比较有饱足感。烹调方法可将炸鸡改成烤鸡或白斩鸡（去皮）、煎猪排改成卤猪排或白切肉等等。妊娠糖尿病妈妈也是和一般妈妈一样有很多食物可以吃，并不是什么都不能吃。饮食控制是妊娠期糖尿病治疗的基础。妊娠期糖尿病患者饮食的原则是：

（1）烹饪中避免油炸、熏等食物。饮食清淡，不宜过咸过油。汤以素汤为主，少食排骨、骨头汤，忌动物性脂肪油（奶油、猪油、黄油等）。

（2）少食多餐，控制甜食、水果及脂肪量高的食品摄入量，草莓、苹果和猕猴桃应优先选用，香蕉、甘蔗、龙眼和葡萄等含糖量较高故不宜多吃。水果根据病情在两次正餐之间作为加餐食用，如病情控制不满意时应暂时不食用。

少食或忌食白砂糖、绵白糖、红糖、冰糖、巧克力、甜饼干、甜面包、果酱、蜂蜜、花生、瓜子、核桃仁、松子仁等。

（3）根据营养师建议的量，牢记自己一天应该摄入的食物总量，不随意增减。培养良好的饮食习惯，定时定量定餐定性，不过饥过饱，尽量减少参加宴席。

（4）若用含淀粉高的根茎类食物如土豆、地瓜、芋头、莲藕等做蔬菜，则应从全天主食中减去相应量的主食。

（5）妊娠期糖尿病患者日常食疗推荐以下食谱，可供参考选用：

经典食谱①

早餐：豆腐脑 250 克、杂粮馒头 50 克、水煮鸡蛋一个 50 克

早点：苏打饼干 25 克

午餐：盐水河虾 100 克、木耳炒白菜 190 克、虾皮冬瓜汤 100 克、荞麦面条 100 克

午点：黄瓜汁 150 克

晚餐：青椒肉丝 130 克、丝瓜鸡蛋汤 100 克、芹菜拌海米 110 克、二米饭（稻米和小米）100 克

晚点：牛奶 220 克

其他：色拉油 25 克 / 日、盐 4 克 / 日

经典食谱 ②

早餐：牛奶 220 克、蒸鸡蛋羹 50 克、杂粮馒头 50 克

早点：咸切片面包

午餐：炒苋菜 150 克、冬瓜肉片汤 125 克、莴笋炒肉片 125 克、二米饭 100 克

午点：黄瓜 150 克

晚餐：红烧豆腐 50 克、清蒸鱼 100 克、蔬菜水饺 200 克

晚点：西红柿 150 克

其他：色拉油 25 克 / 日、盐 4 克 / 日

经典食谱 ③

早餐：煮鸡蛋 50 克、小米粥 50 克、牛奶 220 克

早点：豆腐脑 250 克

午餐：拌黄瓜 80 克、炒绿豆芽 200 克、二米饭 100 克、蒸扁鱼 100 克、虾皮菜秧榨菜汤 150 克

午点：梨 100 克

晚餐：青椒肉丝 130 克、芹菜炒肉 130 克、二米饭 100 克、三丝紫菜汤 110 克

晚点：西红柿 150 克

其他：色拉油 25 克 / 日、盐 4 克 / 日

经典食谱 ④

早餐：煮鸡蛋 50 克、牛奶 220 克、麦麸面包 60 克

早点：花卷 30 克

午餐：米饭 100 克、黑木耳烩豆腐 70 克、萝卜丝汤 150 克、青豆虾仁 70 克

午点：橙子 150 克

晚餐：鲜蘑清汤 90 克、二米饭 100 克、蒸扁鱼 100 克、炒苋菜 150 克

晚点：牛奶 220 克

其他：色拉油 40 克／日、盐 4 克／日

经典食谱⑤

早餐：酱蛋 50 克、豆浆 200 克、麦麸面包 50 克

早点：柚 150 克

午餐：二米饭 100 克、丝瓜鸡蛋汤 100 克、白斩鸡 50 克、苦瓜炒肉丝 125 克

午点：小花卷 30 克、西红柿 150 克

晚餐：二米饭 100 克、小白菜汤 120 克、凉拌海带 100 克、洋葱炒鳝丝 150 克

晚点：牛奶 220 克

其他：色拉油 25 克／日、盐 4 克／日

经典食谱⑥

早餐：煮鸡蛋 50 克、牛奶 220 克、燕麦片粥 50 克

早点：桃子 100 克

午餐：韭菜炒肉 180 克、二米饭 100 饭、鲫鱼豆腐汤 180 克

午点：黄瓜 150 克

晚餐：米饭 100 克、冬瓜汤 100 克、盐水鸭 50 克

晚点：牛奶 220 克

其他：色拉油 25 克／日、盐 4 克／日

经典食谱⑦

早餐：煮鸡蛋 50 克、豆浆 200 克、煮玉米棒 100 克

早点：咸切片面包 25 克、西红柿 150 克

午餐：盐水河虾 100 克、二米饭 100 克、小白菜豆腐汤 150 克、蒜泥空心菜 150 克

午点：猕猴桃 150 克

晚餐：炝莴笋 150 克、红烧清鱼 100 克、萝卜丝汤 175 克、荞麦面条 100 克

晚点：牛奶 200 克

其他： 色拉油 25 克／日、盐 4 克／日

经典食谱 ⑧

早餐： 煮鸡蛋 50 克、花卷 50 克、拌黄瓜 80 克

早点： 咸切片面包 50 克

午餐： 清蒸鲈鱼 100 克、二米饭 100 克、冬瓜汤 110 克、菜花炒胡萝卜 150 克

午点： 桃子

晚餐： 煎饼 50 克、炒青菜 150 克、芹菜拌虾仁 130 克、烧鳝段 80 克、荞麦粥 50 克

晚点： 牛奶 220 克

其他： 色拉油 25 克／日、盐 4 克／日

❈ 重要提示 ❈

　　妊娠糖尿病患者从妊娠起到分娩止，离不开糖尿病专科医生和妇科医生的指导。为了母子平安，咨询医生这一点切不可大意。

3. 女性糖尿病患者的经期饮食

　　女性糖尿病患者对待经期血糖波动，最需要注意的就是饮食，由于经期身体功能的改变，饮食控制由于胃口的变化也会出现松懈，这就导致血糖不容易控制，因此，有必要少吃多餐，严密监测血糖变化。

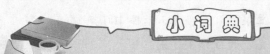

小词典

碳水化合物

　　碳水化合物亦称糖化合物，是自然界存在最多、分布最广的一类重要的有机化合物。主要由碳、氢、氧所组成。葡萄糖、蔗糖、淀粉和纤维素等都是属于糖类化合物。米饭、面是碳水化合物。

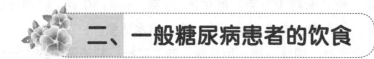

二、一般糖尿病患者的饮食

1．食谱及制做方法

控制总热能是糖尿病饮食治疗的首要原则。摄入的热量能够维持正常体重或略低于理想体重为宜。肥胖者必须减少热能摄入，消瘦者可适当增加热量达到增加体重，要求如下。

糖尿病患者对于碳水化合物的摄入，目前主张不要过严地控制，糖类应占总热能的60%左右，每日进食量可在250~300克，肥胖的糖尿病患者应在150~200克。谷类是日常生活中热能的主要来源，每50克的米或白面供给碳水化合物约38克。其他食物，如乳、豆、蔬菜、水果等也含有一定数量的碳水化合物。莜麦、燕麦片、荞麦面、玉米渣、绿豆、海带等，均有一定量的碳水化合物。

（1）糖尿病患者低糖低热量主食及制作方法

①**标准米米饭** 标准米100克，清水约200克，把米淘干净，放入小盆中，加水。上屉旺火蒸约30分钟即可。成品的营养成分：热量324千卡，蛋白质8克，脂肪1.5克，碳水化合物69.5克。100克生米，蒸熟后约重285克，而且蒸米饭可以少损失营养成分。

②**大麦米粥** 大麦米100克，清水800克，红豆20克，将大麦米、红豆洗净，用水稍泡一下。将米和豆放入锅中，加水，旺火煮开后，改文火，约2小时即可。成品的营养成分：热量401千卡，蛋白质12克，脂肪5克，碳水化合物77克。

③**小米饭** 小米100克，清水200克，小米淘去沙子，洗净，加水上锅焖约40分钟即可。成品的营养成分：热量362千卡，蛋白质10克，脂肪2克，碳水化合物16克。

④**玉米渣粥** 玉米渣100克，清水800克，薏米20克。将薏米洗净，淘干，将玉米渣放入锅中加水，上火煮开，加入薏米，小火煮约2小时，待粥黏稠即可。成品的营养成分：热量431千卡，蛋白质12克，脂肪3.5克，碳水化合物88克。

⑤**牛肉面** 标准面粉 100 克，瘦牛肉 50 克，酱油 10 克，料酒 5 克，小白菜 250 克，葱 5 克，花椒 3 粒，盐 3 克，清水适量。

做法：牛肉洗净，切成小块。用酱油、盐、花椒、料酒浸泡约 1 小时，放入锅中煮沸后，改小火炖熟。小白菜、葱洗净，小白菜切成寸段，葱切成葱花，白面擀好面条，烧一锅清水，水开后，先烫小白菜，并捞出沥干，再将面条下入锅煮熟，捞出盛在碗里撒上葱花小白菜浇上牛肉及牛肉汤即成。成品的营养成分：热量 472 千卡，蛋白质 22 克，脂肪 8 克，碳水化合物 78 克。

⑥**荞麦鸡丝面汤** 荞麦面 100 克，鸡肉 50 克，大料一粒，花椒 3 粒，姜 3 克，葱 3 克，香油 3 克，酱油 5 克，盐 5 克，干虾仁 5 克，菠菜 100 克，醋 3 克，清水适量，花生油 7 克。

做法：用水调面，和成面团，不能过软，把面擀成薄片，若粘，可多撒干面粉，折成两叠，用刀切成面条，将鸡肉洗净，放入清水中煮开，除去浮沫，加入葱、姜、大料，煮约 1 小时至熟出锅，干虾仁用温水泡开，炒勺放油，旺火烧热后，先煸炒干虾仁，并放入盐及花椒，捞出花椒后，即放入清水煮开下面和菠菜、酱油等，待面条熟了即浇上香油和醋，并将鸡肉切成丝摆在面上即可食用。

成品的营养成分：热量 539 千卡，蛋白质 25 克，脂肪 15 克，碳水化合物 76 克。面富于弹性，口感津津有味，汤汁浓稠鲜美，为保健食品。

⑦**羊肉白菜馅饼** 标准面粉 100 克，羊肉 50 克，白菜 200 克，大葱、姜各 3 克，酱油 5 克，香油 5 克，精盐 5 克，植物油 5 克，醋 5 克，清水适量。

制法：将面粉用水调成面团，要稍软些，将羊肉剁碎，姜、葱切成碎末，一同用酱油、香油、盐调匀待用。白菜洗净，沥去水分，剁碎，稍挤出水分，打入肉馅中，拌匀，将面分成四份，每份均揉团，按扁，用擀面杖擀成圆形面皮，包入肉馅，捏严呈包子状，烧热饼铛，将小包子头向下，按扁在饼铛上，盖上盖，改文火烙，等一面微黄再翻过来烙，两面均黄后，加入植物油不时翻动烙至两面焦黄即成。成品的营养成分：热量 630 千卡，蛋白质 20 克，脂肪 26 克，碳水化合物 79 克。

⑧**标准粉馒头** 标准面粉 100 克，面肥少许，食用碱少许，清水约

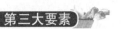

50克（若用鲜酵母可不用面肥和碱），先用水把面粉和面肥和好，放于温暖处，待面发起后，加入食用碱（食用碱可调成液状），将加好碱的面团揉匀，揉成底平面圆的馒头形，上屉蒸半小时即成。成品营养成分：热量354千卡，蛋白质10克，脂肪2克，碳水化合物74克。

现在市场上经常可以看到"无糖食品"，"低糖食品"等，有些患者在食用这些食品后，不但糖尿病没有好转，反而血糖上升。这是由于人们对"低糖"和"无糖"的误解。认为这些食品不含糖，而放松对饮食的控制，致使部分患者无限制的摄入这类食品，使血糖升高。事实上低糖食品是指食品中蔗糖含量低，而无糖食品指的是食品中不含蔗糖，但是这些食品都是由淀粉所组成，当人们吃进淀粉食品后，可转变成葡萄糖而被人体吸收，所以也应控制这类食品。

（2）糖尿病患者低糖低热量副食及制作方法：

①低糖低热量素菜谱

◎ 烩酸菠菜

主料：菠菜250克。作料：酱油5克，醋5克，盐4克，香油5克，味精1克，团粉10克。制作方法：将菠菜洗净，切成寸段。锅内放肉汤煮开，加入菠菜、盐和味精，并把团粉用酱油、醋调匀放入汤中，开锅即熟。进食前淋上香油。成品的营养成分：热量130千卡，蛋白质6克，脂肪6克，碳水化合物13克。特点：酸滑利口，有宽肠润燥的作用。

◎ 口蘑烧白菜

主料：口蘑5克、白菜250克。作料：酱油10克，盐4克，植物油10克。制作方法：温水浸泡口蘑，去蒂洗净，留用第一次浸泡的水。白菜洗净，切成寸段。油锅熬热后，下白菜煸至半熟，再将口蘑、酱油、盐、姜末放入，并加入口蘑汤，盖上锅盖，烧至入味即成。成品的营养成分：热量155千卡，蛋白质4克，脂肪10.5克，碳水化合物10克。

◎ 素烧冬瓜

主料：植物油9克，盐5克，香菜5克。制作方法：冬瓜去皮切成长方块。将香菜洗净切成小段。油锅烧热后，下冬瓜煸炒，待半熟，稍加水，盖上锅盖烧开，加香菜和盐即成。成品的营养成分：热量109千卡，蛋白质1克，脂肪9克，碳水化合物6克。特点：清淡适口，有消

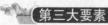

脂利水的作用。

◎ 素炒小萝卜

主料：小萝卜200克。作料：香菜、青蒜各10克，植物油9克，酱油10克，盐5克，葱、姜各2克。制作方法：将萝卜洗净，切成滚刀块。油锅烧热后，放入萝卜煸炒几下，放入各种作料，加少量温水，盖上锅盖烧热。起锅时撒上香菜和青蒜。成品的营养成分：热量130千卡，蛋白质2克，脂肪10克，碳水化合物8克。

②低糖低热量荤菜谱

◎ 虾仁炒油菜

主料：鲜虾仁50克，油菜200克。作料：植物油9克，团粉、酱油和盐各5克，料酒3克，葱、姜少许。制作方法：虾仁洗好，用料酒、酱油和团粉拌匀，油菜洗净切成寸段，油烧热后先下虾仁煸炒几下起出，再煸炒油菜至半熟，加入其他作料，倒入虾仁，旺火快炒即可起锅。成品的营养成分：热量182千卡，蛋白质16克，脂肪10克，碳水化合物7克。

◎牛肉丸子汆冬瓜

主料：牛肉末100克，冬瓜250克。作料：酱油、香油、盐各5克，葱、姜少许。制作方法：牛肉末用葱、姜、酱油调匀。水煮开，将牛肉末挤成丸子放入锅中，随即放冬瓜和盐，煮至熟透，浇上香油即成。成品的营养成分：热量198千卡，蛋白质21克，脂肪10克，碳水化合物6克。

2. 饮食中食物纤维、蛋白质及脂肪的调节

（1）供给充足的食物纤维

流行病学的调查，提出食物纤维能够降低空腹血糖、餐后血糖以及改善糖耐量。其机制可能是膳食纤维具有吸水性，能够改变食物在胃肠道传送时间，因此主张糖尿病饮食中要增加膳食纤维的量。膳食中应吃一些蔬菜、麦麸、豆及苞谷。膳食纤维具有降解细菌的作用，在食用粗纤维食品后，能够在大肠分解多糖，产生短链脂肪酸及细菌代谢产物，并能增加粪便容积，这类膳食纤维属于多糖类。果胶和粘胶能够保持水分，膨胀肠道内容物，增加黏性，减速胃排空和营养素的吸收，增加胆酸的排泄，放慢小肠的消化吸收。这类食品为麦胚和豆类。

以往的理论是纤维素不被吸收，但最近发现膳食纤维可被肠道的微生物分解和利用，分解的短链脂肪酸可被人体吸收一部分，而且能很快的吸收。燕麦的可溶性纤维可以增加胰岛素的敏感性，这就可以降低餐后血糖急剧升高，因而机体只需分泌较少的胰岛素就能维持代谢。久之，可溶性纤维就可降低循环中的胰岛素水平，减少糖尿病患者对胰岛素的需求。同时还可降低胆固醇，防止糖尿病合并高脂血症及冠心病。

（2）供给充足的蛋白质

糖尿病患者膳食中蛋白质的供给量要充足。有的患者怕多吃蛋白质而增加肾脏的负担。当肾功能正常时，糖尿病患者的膳食中的蛋白质摄入量应与正常人近似。当合并肾脏疾病时，每日膳食中的蛋白质，要加以适当控制，肾损害严重的患者应加以严格的控制。

乳、蛋、瘦肉、鱼、虾、豆制品含蛋白质较丰富，无肾功能损害的患者，应适当选食优质蛋白。目前主张蛋白质应占总热能的 10%～20%。谷类含有植物蛋白，如果一天吃谷类 300 克（合 6 市两），就可摄入 20～30 克的蛋白质，约占全日蛋白质摄入量的 1/3～1/2。植物蛋白的生理价值低于动物蛋白，所以在膳食中也应适当控制植物蛋白。尤其在合并肾病时，应控制植物蛋白的食用。

（3）控制脂肪摄入量

有的糖尿病患者误认为糖尿病的饮食治疗只是控制主食量就可以了，其实不然。现在提倡不要过严的控制碳水化合物，但要严格的控制脂肪，此措施对预防并发症是十分必要的，控制脂肪能够延缓和防止糖尿病肾病并发症的发生与发展。目前主张膳食脂肪应减少至占总热能的25%～30%，甚至更要低些。应限制含有饱和脂肪酸的脂肪，如牛油、羊油、猪油、奶油等动物性脂肪。日常的生活中宜食用植物油如大豆油、花生油、芝麻油、菜籽油，这些油多含不饱和脂肪酸。但椰子油除外。花生、核桃、榛子、松子仁等含脂肪量较高，故也要适当控制。还要适当控制胆固醇的摄入，因为胆固醇在体内处于持续高浓度状态时，可对糖尿病患者的肾功能造成损害。动物的肝、肾、脑、鸡蛋，尤其是鸡蛋黄含胆固醇高，严重的肾功能损害者应加以控制，一般肾功能无损伤的糖尿病患者，每日将鸡蛋控制在 1 个为宜，或者只吃蛋清不吃蛋黄，可以吃肝，但要少吃。

凡是糖尿病控制不好的患者，易并发感染或酮症酸中毒，要注意补充维生素，尤其是维生素 B 族，改善神经症状。粗粮、干豆类、蛋、动物内脏和绿叶蔬菜含维生素 B 族较多。新鲜蔬菜含维生素 C 较多，都应注意有选择地补充。老年糖尿病患者中，应增加含铬的食物。铬能够改善糖耐量，降低血清胆固醇和血脂。含铬的食物有酵母、牛肉、肝、蘑菇、啤酒等。同时要注意多吃一些含锌和钙的食物，防止牙齿脱落和骨质疏松。糖尿病患者不要吃的过咸，防止高血压的发生，每日食盐要在 6 克以下。

3. 什么是甘油三酯

甘油三酯是人体内含量最多的脂类，大部分组织均可以利用甘油三酯分解产物供给能量，同时肝脏、脂肪等组织还可以进行甘油三酯的合成，在脂肪组织中贮存。

胆固醇和甘油三酯是血浆中主要血脂成分也是血脂检查中比较重要的一项指标。血脂是血液中各种脂类物质的总称。其中最重要的是胆固醇和甘油三酯（也称中性脂肪）。脂蛋白有很多类型，许多医院化验的 β 脂蛋白（低密度脂蛋白），即是其中的一种。还有一种被称为高密度脂蛋白的，它的作用则和 β 脂蛋白完全相反，具有对抗动脉硬化的作用。

健康人的平均血胆固醇含量为每 100 毫升血中有 160 毫克，如超过220 毫克为过高；甘油三酯为 85 毫克，如超过 160 毫克为过高；β 脂蛋白为 400 毫克，如超过 600 毫克为过高；高密度脂蛋白则为 55 毫克，当然，这个数值是越高越好，如低于 35 毫克，反而视为不正常。

无论是胆固醇含量增高，还是甘油三酯的含量增高，或是两者皆增高，统称为高脂血症。高脂血症与冠心病有密切的关系，尤其是胆固醇与甘油三酯皆增高的，患冠心病的危险性更大。当然，有高脂血症，并不意味着一定会患冠心病，但积极治疗高脂血症，却是预防冠心病的重要措施之一。

4. 如何预防高脂血症

合理的饮食是治疗高脂血症的有效和必要的措施。由于目前使用的降脂药物均有一定的副作用，所以只在饮食治疗无效时，才考虑药物治疗。

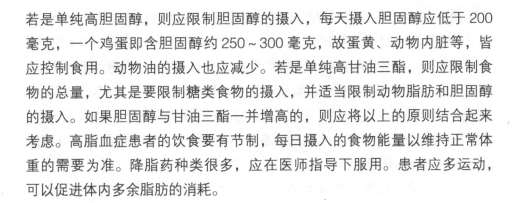

若是单纯高胆固醇，则应限制胆固醇的摄入，每天摄入胆固醇应低于200毫克，一个鸡蛋即含胆固醇约250~300毫克，故蛋黄、动物内脏等，皆应控制食用。动物油的摄入也应减少。若是单纯高甘油三酯，则应限制食物的总量，尤其是要限制糖类食物的摄入，并适当限制动物脂肪和胆固醇的摄入。如果胆固醇与甘油三酯一并增高的，则应将以上的原则结合起来考虑。高脂血症患者的饮食要有节制，每日摄入的食物能量以维持正常体重的需要为准。降脂药种类很多，应在医师指导下服用。患者应多运动，可以促进体内多余脂肪的消耗。

5. 糖尿病患者不宜饮酒

酒精能够产生热能，但是酒精代谢并不需要胰岛素，因此少量饮酒是允许的。一般认为还是不饮酒为宜，因为酒精除供给热能外，不含其他营养素，长期饮用对肝脏不利，易引起高脂血症和脂肪肝。另外有的患者服用降糖药后饮酒易出现心慌、气短，甚至出现低血糖反应。

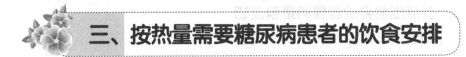

三、按热量需要糖尿病患者的饮食安排

1. 按热量需要糖尿病患者选食原则

每餐都应含有碳水化合物、脂肪和蛋白质，以有利于减缓葡萄糖的吸收。

（1）应控制粉条薯类食品及水果，但不是不吃薯类和水果，应学会自行掌握各种食品含糖量产生的热能，有选择地舍与取，这样才能够达到平衡营养的目的。

（2）经常吃点粗粮，最好是燕麦、荞麦、麸皮，多食用苦瓜，保证每天的营养摄入够就行，适当多吃点蔬菜可充饥。吃蔬菜吃阔叶类比小叶类好，小叶类的蔬菜比茎块类的蔬菜好，薯类（如山芋、土豆）要少吃。如果吃，可适当减少主食相等量。

（3）吃荤菜，吃两条腿的（鸡）比四条腿（猪）的好，吃没有腿的（鱼）比吃两条腿的（鸡）好，含脂肪少。

如加餐，可在两餐之间，上午9点左右，下午4点左右。可用黄瓜、番茄（可当水果吃），无糖饼干或不加糖饼干。

如果血糖控制得比较理想，稳定而无波动，空腹血糖控制在 7.8mmol/L 以下，饭后两小时血糖控制在 10.0mmol/L 以下，糖化血红蛋白在 7.5% 以下时，完全可以进食所喜欢的美味水果。饭后 4 小时吃点含糖量低的水果，有柚子、柠檬、西瓜、桃子、梨子、草莓、苹果。每人每天 500 克的蔬菜和水果，蔬菜 400 克，水果 100 克。100 克苹果或橘子相当于 12.5 克主食，应从主食中减去 12.5 克。水果的重量包括核的重量。如果每天吃 200 克的苹果，所产生的热量相当于吃主食的 25 克。

（4）饭菜一定要以清淡为主，少吃或不吃肥肉。每月每人的植物油用量，应限制在 400~600 克左右。

❀ 重 要 提 示 ❀

要控制血糖，必须控制饮食，坚持锻炼身体，每天服药，定期监测血糖，并保持良好心态，避免情绪有大的波动。

2. 按热量需要的糖尿病患者食谱

（1）适合每日需要 1500~1600 千卡热量者食谱：

全日烹调用油量限定 15 克，食盐 6 克，每日主食为 200 克（4 两）。

早餐 三套任选：

①牛奶 250 克，花卷 25 克，豆腐拌菠菜（菠菜 50 克，豆腐丝 25 克），煮鸡蛋一个 50 克。

②牛奶 250 克，发糕 25 克，拌芹菜 100 克，煮鸡蛋 1 个（鸡蛋 50 克）。

③豆浆（鲜豆浆 250 克），馒头（面粉 25 克），咸鸭蛋（鸭蛋 50 克，有咸味即可，不可太咸）。

午餐 三套任选：

①米饭 100 克，肉片炒西葫芦（瘦精肉 50 克，西葫芦 100 克），素炒油菜香菇（油菜 150 克，香菇 15 克），虾皮紫菜汤（虾皮 5 克、紫菜 2 克）。

②米饭 100 克，红烧鸡块（鸡肉 100 克），素炒小白菜（200 克）。菠菜汤（菠菜 50 克，紫菜 2 克）。

③发面饼（面粉 100 克），汆丸子菠菜 150 克（瘦精肉 100 克、菠菜

150 克），拌豆芽（绿豆芽 100 克），西红柿鸡蛋汤（西红柿 50 克、鸡蛋50 克）。

晚餐 三套任选：

①馒头（标准粉 75 克），肉末雪里蕻豆腐（瘦猪肉 25 克，雪里蕻 50克，豆腐 100 克），素炒冬瓜（冬瓜 150 克）。

②米饭（大米 75 克），肉炒青笋丝（瘦猪肉 50 克），拌黄瓜豆腐丝（黄瓜 100 克，豆腐 50 克）。

③米饭（大米 75 克），肉炒芹菜（瘦猪肉 50 克，芹菜 150 克），拌海带丝 100 克，丝瓜汤（丝瓜 75 克，紫菜 2 克）。

午餐与晚餐间可以加餐水果，种类有橙子、西瓜、草莓、苹果、梨，重 100 克，任选一种。但血糖控制不好的患者暂时不要吃水果，可用西红柿、黄瓜代替。

（2）适合每日需要 1700～2500 千卡热量者食谱：

全日烹调用油量为 25 克，食盐 6 克，每日主食 250 克（5 两）。

早餐 三套任选：

①豆浆 250 克，花卷（面粉 50 克），杏仁豆腐（杏仁 5 克，豆腐50 克）。

②牛奶 250 克，咸面包（面粉 50 克），拌黄瓜 50 克。

③牛奶 250 克，馒头（面粉 50 克），拌黄瓜 50 克。煮鸡蛋（鸡蛋50 克）。

午餐 三套任选：

①米饭（大米 100 克），炒肉丝海带（瘦猪肉 50 克，湿海带 100 克），素炒圆白菜（圆白菜 100 克），丝瓜鸡蛋汤（丝瓜 50 克，鸡蛋 50 克）。

②葱花饼（面粉 100 克），炒肉片柿椒（瘦猪肉 50 克，柿椒 50 克），凉拌心里美萝卜丝（心里美萝卜丝 100 克），黄瓜虾皮紫菜汤（黄瓜 50克，虾皮 5 克，紫菜 2 克）。

③米饭（大米 100 克），排骨海带（排骨 100 克，湿海带 100 克），素炒小白菜（小白菜 200 克）。

晚餐 三套任选：

①馒头（面粉 100 克），汆丸子萝卜（瘦猪肉 100 克，红萝卜 150

克），蒜茸拌豌豆（豌豆150克）。

②米饭（大米100克），氽丸子冬瓜（瘦猪肉100克，冬瓜150克），拌豆腐（豆腐100克）。

③发面饼（标准粉100克），炒三丝（瘦猪肉50克，青笋75克，青椒75克），素炒绿豆芽（绿豆芽100克），榨菜汤（榨菜15克）。加餐内容同前。

（3）适合每日需要2500～3000千卡热量者食谱：

全天烹调用油量30克，盐6克。每日主食为300克（6两）。

早餐 三套任选：

①牛奶250克，咸面包（面粉50克），拌豆腐丝（豆腐丝50克），煮鸡蛋（鸡蛋50克）。

②牛奶250克，发糕（标准粉50克），泡黄瓜条（黄瓜75克），煮鸡蛋（鸡蛋50克）。

③牛奶250克，馒头（标准粉50克），拌芹菜豆腐丝（芹菜100克，豆腐丝25克），煮鸡蛋（鸡蛋50克）。

午餐 三套任选：

①大米小米饭（大米75克，小米50克），红烧鲤鱼（鲤鱼100克），素炒圆白菜（圆白菜150克），鸡蛋菠菜汤（鸡蛋25克，菠菜100克）。

②绿豆大米饭（大米100克，绿豆25克），红烧鸡块（鸡100克），素炒油菜（油菜150克），海米冬瓜汤（冬瓜100克，海米5克）。

③大米饭（大米125克），清炖牛肉白萝卜（牛肉100克，白萝卜150克），素炒油菜心（油菜心200克）。

晚餐 三套任选：

①椒盐小蒸饼（标准粉125克），氽猪肉丸子冬瓜（瘦猪肉50克，冬瓜150克），炒柿子椒豆腐干（柿子椒100克，豆腐干50克）。

②葱花卷（标准粉125克），砂锅（瘦猪肉50克，豆腐50克，白菜150克），素炒小油菜（油菜100克）。

③烙葱花饼（标准粉125克），肉丝炒豆腐（瘦猪肉50克，豆腐100克），拌圆白菜（圆白菜100克），紫菜蛋花汤（紫菜2克，鸡蛋25克）。

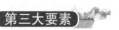

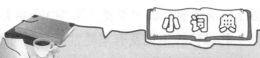

无 机 盐

无机盐是无机化合物的盐类。目前人体内发现有72种元素，统称无机盐。其中常见元素有铁、锌、硒、钼、铬、钴、碘、钙、钠、镁、磷、氯等，约占人体重量的4%～5%。其中含量较多的（＞5克）为钙、磷、钾、钠、氯、镁、硫7种。每天饮食中需要量在100毫克以上的称为常量元素，人体内的元素在0.05%以下的，也就是占人体万分之一以下的元素，称为微量元素，如铜、锰、镍、硅、氟、钒等。别看这些元素在人体内的含量微乎其微，但它们对生命活动有着十分重要的作用。

3. 摄入热量的计算方法

（1）摄取热量须要个体化

适当节制饮食可减轻乙细胞的负担。对于年长、体胖而无症状或少症状的轻型糖尿病患者，尤其是血浆胰岛素空腹时及餐后不低者，节制饮食往往为治疗本病的主要疗法。对于重症或幼年型（1型）或脆性型糖尿病患者，除药物治疗外，更宜严格控制饮食，但是饮食中必须含有足够的营养及适当的糖、蛋白质和脂肪的比例分配。根据患者具体需要和生活习惯等大致估计，方法如下：

第一步：按患者的年龄、性别身高（见附录一）中得出标准体重。

第二步：根据标准体重及工作性质，估计每日所需的总热量：休息者每日每公斤体重给予热量25～30千卡、轻体力劳动者30～35千卡、中体力劳动者35～40千卡、重体力劳动者40千卡以上。儿童4岁以下者，每日每公斤体重50千卡，孕妇、乳母、营养不良者及消耗性疾病者应酌情增加，肥胖者酌减（可减至每日1200千卡以内），使患者体重下降到正常标准5%上下，常可使本病得到满意的控制。

（2）食物中蛋白质、脂肪、糖分配比例（按热量计算）

蛋白质 成人每日每公斤标准体重 0.8～1.2 克（平均 1.0 克），约占总热量的 15%～20%。孕妇、乳母营养不良及有消耗性疾病者可酌加至 1.5 克左右，个别可以达 2.0 克，视需要而定。小儿 2～4 克，进食多者也可以相应增加。

脂肪 可根据体重、血脂高低及饮食习惯等需要而定，约每日每公斤标准体重 0.6～1.0 克，占总热量的 30%～35% 以下。

糖 占总热量的 50%～65%。按中国人的生活习惯，常用的主食量（碳水化合物）每日 250～600 克，糖尿病患者可进食 200～350 克。

糖尿病患者平时要养成计算饮食量和记录生活习惯，大多患糖尿病的朋友们都知道饮食控制和运动是糖尿病辅助治疗的基础，可是很多人并不清楚如何科学地控制饮食以辅助治疗。其实，只要养成计算饮食量和记录生活习惯，控制血糖并不难。控制饮食首先计算升糖量。比较好的方法就是空腹测血糖，先记录当时血糖，然后服用 10 克糖，半个小时后测血糖，用血糖上升幅度除以 10 克糖得到你每克糖能升多少血糖的值。然后打 1 单位胰岛素，过 1 小时、2 小时都做记录，直到血糖不再下降，得到每单位胰岛素降糖量，然后算出降糖/升糖数值，这样就可以得出一个比较粗略的比例。需要注意的是，这个比例只是一个抽样的结果，然后还要每天饭前饭后记录血糖 3 天的平均值，根据这个平均值进一步准确确定你的"升降糖比值"。

（3）糖尿病患者一日三餐的热量分配

三餐热量按常用食物所含的蛋白质、脂肪和糖（见表 1、表 2）来计算。分布大概为 1/5、2/5、2/5，或分成四餐，1/7、2/7、2/7、2/7，按患者生活习惯及病情控制情况调整，如服药后有饥饿感或频繁发生低血糖的患者，可稍进食调节。

表1　主要食物热量转换表

食物品名	食物单位	产生热量（卡）
糖	克	4
脂肪	克	9
蛋白质	克	4

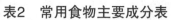

表2 常用食物主要成分表

食物	糖（克/100克）	蛋白质（克/100克）	脂肪（克/100克）
中白籼米	77	7.8	1.2
中白粳米	78	6.7	0.9
小米	77	9.7	1.7
精白小麦粉	78	7.2	1.3
小麦粉（富强粉）	75	9.4	1.3
小麦粉（标准粉）	74	9.9	1.8
麦麸	56	13.0	1.2
秫米（高粱米）	77	8.2	2.2
玉蜀黍	73	8.5	4.3
米饭（标准米）	27	2.8	0.5
面条	57	7.4	1.4
馒头（标准粉）	49	6.1	0.2
麦片	68	14.0	7.0
小米粥	7	0.9	0.2
黄豆	25	36.3	18.4
蚕豆	48	29.4	1.8
豆腐	3	4.7	1.3
豆腐干	7	18.8	7.6
豆浆	4	6.8	0.8
黄豆芽	7	11.6	2.0
绿豆芽	4	3.2	0.1
发芽蚕豆	19	13.0	0.8
粉皮（干）	88	0.6	0.2
粉条	85.0	0.3	0
鲜青豆	7.0	13.6	5.7
甜薯	29.0	2.3	0.2
马铃薯	16.0	1.9	0.7

续表

食物	糖 （克/100克）	蛋白质 （克/100克）	脂肪 （克/100克）
芋头	17.0	2.2	0.1
白萝卜	6.0	0.6	0
洋葱头	8.0	1.8	0
菜类	2~4	2.0	0.1~0.3
瓜类	2~6	0.4~1.5	0.1~0.3
花生（生）	22	26.2	39.2
瘦猪肉	1.1	16.7	28.8
瘦牛肉	1.7	20.2	6.2
瘦羊肉	0.5	17.3	13.6
鸡	0	23.3	1.2
鸭	0.1	16.5	7.5
鸡蛋	0.5	14.8	11.6
大黄鱼（鲜）	0	17.6	0.8
带鱼	0	18.1	7.1
河鱼类	0~0.1	13.0~19.5	1.1~5.2
河虾	0	17.5	0.6
牛奶	6	3.1	3.5
猪肝	3	20.1	4.0
猪血	0.1	1.3	0.2

（摘自戴自英.实用内科学（第九版）.北京：人民卫生出版社，1992：634）

保健小常识　　糖尿病一级预防的意义

　　一级预防即初级预防，是对糖尿病易感人群和已有糖尿病表现的人群，通过有针对性地改变和减少不利的环境和行为因素，并采取非药物或药物措施，从而最大限度地减少糖尿病的发生。

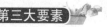

4. 糖尿病肾病患者如何计算蛋白质摄入量

糖尿病患者，尤其是糖尿病并发肾病的患者，长期采取高蛋白膳食，可加重肾脏的高滤过状态，同时增加体内有毒的氮代谢产物的产生和潴留，从而导致肾功能的进一步损害。因此对糖尿病肾病患者主张适量限制膳食中的蛋白质，以减少对肾脏的损害。

限制蛋白质的总量，一般主张每日膳食中的蛋白质按照 0.6 ~ 0.8 克 / 公斤标准体重给予，还要在限制范围内提高优质蛋白的比例。处于糖尿病肾病第 3、4 期的患者，在坚持糖尿病营养治疗其他原则的同时，掌握好每日蛋白质摄入的质和量，出入平衡，就可有利于肾脏的恢复。

计算蛋白质每日摄入量的方法如下：

举例：某患者体重为 65 公斤，尿微量白蛋白 80 毫克 / 天，计算 1 日应摄入蛋白质多少？

$$体重（公斤）× 常数（0.6 ~ 0.8）= 应摄入蛋白质量$$
代入公式
$$65 × 0.6 ~ 65 × 0.8 = 39 ~ 52 克$$

这位患者摄入蛋白质量 1 天最少应为 39 克以上，最多不超过 52 克，优质蛋白质应占 25 克以上。

5. 糖尿病患者消化不良与血糖有关

不少糖尿病患者叙述自己大便的苦恼，有时连续几天便秘，而有时又腹泻，一天要跑好几次厕所，其苦难言，这是为什么？在许多人看来，糖尿病似乎就只有"三多一少"的症状，其实糖尿病也可以引起消化系统的各种疾病，尤其是消化系统的运动功能异常，大便的异常正是其中一个。由于糖尿病患者血糖升高，会使肠道神经受到损害，肠的运动功能减弱就会产生便秘和鼓肠；而当抑制肠道运动的神经受损，则肠蠕动活跃而腹泻。切莫小看这便秘、腹泻，它不仅给你带来痛苦，甚至还会并发其他更严重的疾病。所以一定要加以注意，及时治疗。植物食品莴苣有降血糖和防止便秘的作用。

糖尿病肠运动功能障碍引起的便秘与腹泻的治疗，首先要控制血糖，因为这是致病的根源。有些糖尿病患者为什么服用了吡啶酸铬症状就明显好转，原因是这个药能维持血糖稳定，所以糖尿病患者用上它，其便秘或腹泻好了的原因就在于此。

6. 糖尿病患者为何忌食肥肉

肉类食品大多脂肪含量较高，热量也相对较高，不能随意食用。平均每日以50~100克为宜（1~2市两）。肉类所含的脂肪量瘦猪肉为15%，瘦牛肉为6.5%，鱼类为4%~7%，鸡肉为2%。糖尿病患者在糖代谢紊乱的同时，也存在着脂代谢紊乱，为减少饱和脂肪酸对疾病的不良影响，糖尿病患者首选鱼类，其次为鸽肉、鸡肉、瘦牛肉，少吃瘦猪肉，更不宜选食肥肉类。

糖尿病饮食歌

三餐只吃八分饱，蔬菜水果不能少，粗细杂粮搭配好，热量交换要记牢，荤素搭配要平衡，瘦肉鱼蛋适量调。

第四大要素 4

体育锻炼调控血糖预防并发症

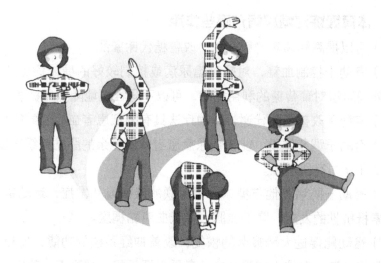

一、体育锻炼是糖尿病患者的活命素

1. 什么样的体育锻炼方式适合糖尿病患者

糖尿病患者选择哪种体育锻炼方式适合？要考虑到患者的具体条件和可能。对每一个患者来说，都应该选择适量的、全身性的、有节奏的锻炼形式。首先，患者应注意运动的方式及适宜的运动量、时间，如果过度屈伸或倒立性运动就不适合老年人或有并发症的患者。而年轻的患者，且无严重的糖尿病并发症者，若仅采用短时间的散步，或是站立不动的气功，则很难达到调控血糖的效果。再次，主张选择有节奏的全身性运动，使全身各处都能得到锻炼，像做操、打拳、慢跑、较长时间的快走、打羽毛球或乒乓球、跳交谊舞、中老年人扭秧歌等，伴随着有节奏的音乐或鼓点，既能锻炼全身，又令人感到很有兴趣，跳交谊舞是一类很适合糖尿病患者的运动方式。

缓解疲劳的小知识

驱走疲劳干刷身体法，用手做刷子，从肢体末端往心脏的方向，从小臂到大臂，从脚踝到膝盖，里外各刷10下，有助促进新陈代谢。

2. 体育锻炼对糖尿病有哪些作用

（1）可以提高胰岛素的敏感性，改善糖代谢紊乱。

（2）有助于控制血糖，对轻度糖尿病或控制较好的糖尿病患者，因为运动使外周组织对葡萄糖的利用增加，可以不同程度地降低血糖水平。

（3）有利于改善脂类代谢，运动疗法具有降低患者血胆固醇的作用。

（4）有助于调整体重，能使糖尿病患者体内多余的脂肪组织得以清除，肌肉的量和体力有所增加。

（5）有助于防治其他与糖尿病相关联的疾病或并发症，运动锻炼能延缓胰岛素抵抗性的发展，降低血脂、降低血液黏稠度。

（6）运动能促进大脑疲劳的恢复，改善神经系统的功能，使患者在精神上感到很充实，自信心增强和充分享受生活乐趣，提高工作效率。

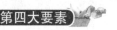

3. 体育锻炼要选择最佳的活动时间

体育锻炼的最佳时间在饭后 30～90 分钟之间开始为最好，这时所摄入的食物有助于维持血糖水平，不容易发生低血糖。最好每天三餐都进行机体活动。有人习惯于空腹时机体活动，这样容易出现低血糖，在晨练前，吃点食物再活动。

医学小常识

应激反应

应激反应（stress）也称狩猎式反应（医学、护理学专有名词），指机体突然受到强烈有害刺激（如创伤、手术、失血、感染、中毒、缺氧、饥饿等）时，通过下丘脑引起血中促肾上腺皮质激素浓度迅速升高，糖皮质激素大量分泌。应激反应由于应激因子（stressor）对动物体的有害作用所引起的非特异性的一切紧张状态。

4. 怎样进行体育锻炼

体育锻炼按强度分轻、中、重三级。它们消耗的热量分别是：

轻微强度的运动项目有：散步、站立乘车、简单的家务劳动持续 30 分钟左右。步行、洗澡、下楼梯、做广播体操、平地骑自行车等，持续 20 分钟左右。这种强度的运动和持续时间，相当于消耗 80 千卡的热量。

中等强度的运动有：慢跑、上楼梯、坡路骑自行车、滑冰、打排球、登山等。持续 10 分左右。能消耗体内的热能 80 千卡。

高强度的运动有：长跑、跳绳、打篮球、举重、击剑等能持续 5 分钟左右，相当于消耗体内热量 80 千卡。

每天运动至少要消耗 160 千卡的热量，才能达到控制血糖和降低体重的目的。

运动要循序渐进，过程分三步进行。

第一步：运动前先做 15 分钟热身运动，如伸腰、踢腿、慢走等。活动

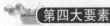

全身肌肉和关节，避免在运动中出现肌肉拉伤。

第二步：刚开始运动时，运动量不宜过大，可以先运动 5～10 分钟，以后逐渐加大运动量，一般在 1 个月内将运动时间延长到 20～30 分钟。

第三步：运动结束时，不要突然停止下来，最好做 10 分钟放松动作。要注意老年糖尿病患者，血液循环系统适应能力差，运动停止后，血液多分布在四肢，有可能因血压过低而发生晕厥，或诱发心律失常。

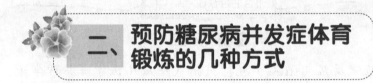

二、预防糖尿病并发症体育锻炼的几种方式

1. 散步运动

步行是一种自然的锻炼方法，随时随地都可以进行，是预防糖尿病并发症的有效方法。

（1）前进散步

饭后步行对控制血糖是一种最安全、简便和最能持久的运动疗法。实验证明，以每小时 3000 米的速度步行，每分钟要行走 90～120 步，机体代谢率可提高 48%，但这要因人而异。这样行走对于糖尿病患者控制血糖十分有益处。行走时间应在饭后，每次行走 15～20 分钟，或根据个人情况适当延长。散步又是一种天然的镇静剂和心理调节剂。精神压力过大，会使血压上升、心率加快、肌肉紧张、血糖升高，不利于糖尿病控制。每天坚持散步，可使病情变得稳定，消除精神压力。行走是一种负重锻炼，它可以减缓骨质损失，甚至能促进其增长，是防止骨质疏松的一种很好的锻炼方法。散步有助于饮食物质的吸收，并可通过促进胃肠运动而使排便正常。散步的场地一般以平地为宜，尽可能选择空气清新、环境幽静的场所，如公园、操场、庭院等。散步时最好穿运动鞋或旅游鞋，衣服要宽松。行走的速度、时间、距离根据个人的情况而定，不要机械仿效，原则是要达到运动锻炼自疗目的，即运动 10分钟后的心率应在（220- 年龄）×60% 或 70% 之间，以不气喘、无胸闷为度。

举例：

一位 70 岁糖尿病患者，运动 10 分钟后的心率是多少？套用公式：

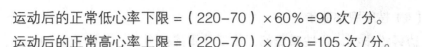

运动后的正常低心率下限＝（220–70）×60％＝90次／分。

运动后的正常高心率上限＝（220–70）×70％＝105次／分。

即这位70岁糖尿病患者运动10分钟后的心率在90～105/分之间，为运动后的正常心率。如低于90次／分，提示运动量不够，如超过105次／分，提示本次运动量超过了负荷。

（2）倒行散步

人们在日常生活中，用力角度和活动部位总是朝前倾斜，如向前行走、跑跳及坐卧等，如果经常练习倒行是大有益处的，但必须选择安全环境、场地平坦，没有任何障碍物的地方进行。倒行是一种不自然活动方式，可使人的意识集中，训练神经的安定和自律性。倒行要使身体挺直才能完成，这就使脊椎和背肌需要承受比平时更大的重力矩和运动力，从而使脊椎和背肌得到了向前走所得不到的锻炼。倒行时注意力要集中，掌握运动的方向和平衡。为了保持身体的平衡，上下肢及全身各部位要协调配合，从而提高身体的灵活性和平衡能力，使小脑得到锻炼，也有利于增强注意力和记忆力。因此倒行是一种简便、功效大的健身运动。倒行练习时动作频率慢，体力消耗较小，特别适合中、老年人。若做其他运动后再做一会儿倒行散步，便能使身体得到自然恢复，心情愉快，全身轻松。

（3）赤足散步

赤足散步实际上是脚趾、脚心的一种全面按摩运动。"足底反射"学说认为，足底有许多与内脏器官相联系的敏感区，赤足走路可通过刺激这些内脏反射点，发挥其生理功能，从而起到健身的作用。赤足散步宜选择海边沙滩、无杂物的公园平地、沙丘地进行。一些公园里专门用鹅卵石等铺设了石子路，很多人喜欢在上面走以按摩脚底、促进血液循环，有的人甚至喜欢赤脚走。

❀ 特 别 提 示 ❀

赤足散步这种保健方式并不适合于糖尿病患者，因为，糖尿病患者在鹅卵石上走容易对足部皮肤造成外伤，因为糖尿病患者要特别注意足部保护，而走石子路会增加糖尿病患者脚部破损的几率，增加他们患上糖尿病足的危险。

（4）按摩腹部散步

边轻松步行，边按摩腹部，能促使胃液的分泌，加强胃肠的蠕动，有助于防治消化不良和胃肠道慢性疾病，对糖尿病性便秘有帮助，并有增加腹部肌肉推按运动的机会。

2. 跑步运动

由于跑步具有显著的健身效果，很多有糖尿病的患者参加到跑步的行列。糖尿病患者比较适宜慢跑，慢跑比步行的运动强度稍稍加大，是一般患者都能做到的。长年坚持慢跑者经络通畅，血液循环改善，动脉硬化推迟，使胃肠道蠕动加强，增进食欲，改善消化和吸收功能，可以增加脂肪的代谢，减轻体重，从而减轻了胰岛的负担。跑步的速度和量，可根据自己的身体情况而定，要练到位，不要超负荷（即不气喘，无胸闷，微汗而不大汗，双腿不酸软）。骑自行车锻炼也能很好的起到跑步的作用。

跑步时要防止大汗淋漓，或糖尿病患者感冒时，跑步出汗退热不可取，虽然暂时能缓解症状，不但不利于抗御感冒病毒，却还能使血糖升高。

3. 糖尿病医疗体操

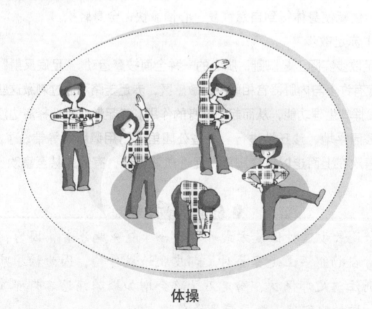

体操

（1）扩胸运动

立正，双臂胸前合拢，掌心向下。双臂经前向后振动，还原成立正姿势。共做8次。

（2）振臂运动

立正，左臂上举，同时右臂向后摆动；左臂经前向下、向后摆动，同时右臂经前向上举。如此上下振臂16～20次。

（3）踢腿运动

立正，双手叉腰。左脚前踢，与上体约成90度角，左腿还原。右腿前踢，与上体约成90度角，右腿还原。左右腿交替踢16～20次。

（4）侧体运动

立正，左脚侧出一步，脚尖点地，同时双臂侧举，左臂弯屈至背后，前臂贴于腰际，同时右臂上举，身体向左侧屈2次，还原。出右脚，换相反方向做，动作相同。共做8次。

（5）腹背运动

立正，双臂经体前上举，掌心向前，抬头，体后屈，然后体前屈，手指尽量触地。上体伸直，屈膝半蹲，同时双臂前举掌心向下。腿伸直，双臂还原成直立。连续做16～20次。

（6）原地跳跃

立正，双脚跳成开立，同时双臂上举；然后双脚跳跃还原并拢，同时双手叉腰。反复依前动作连续跳20～30次。

（7）原地踏步

双臂自然放松，随踏步做前后摆动。连续踏步30次左右。

4. 糖尿病患者的康复体操

康复体操活动原则：不是所有的糖尿病患者都能参加运动。糖尿病患者应在血糖得到有效控制的条件下，才能参加锻炼，并应与饮食疗法密切配合，不可偏废。倘若饮食疗法或药物疗法都无效的糖尿病患者随意进行运动疗法，则不仅无益，还有引起低血糖的危险。并发酮症酸中毒、心血管病的老年糖尿病患者列为运动禁忌。

康复体操是有氧运动，从小运动量做起，是非剧烈运动的项目，这种运动较为缓和、使全身肌肉都能得以锻炼的全身运动。

（1）跨栏式体操

跨栏式体操和径赛跨栏姿势相仿，其实并非真的跨栏，只不过是坐着采用跨栏姿势而已。步骤如下：

坐下（最好在体操垫上，或硬板床上），右脚向前伸直，膝盖不可弯屈，左脚往后自然弯斜，左膝弯屈。右手放在右腿上；左手握住左小腿，然后，身体往后躺下、仰卧，此时右脚仍保持伸直状态，同时做深呼吸10次（初学者由于柔韧性差，可能躺不下去，那么，能躺多低算多低，慢慢来）。

接着换脚，依前动作。即改伸直左脚，右手握住右小腿，右脚向后弯斜，然后仰卧，做深呼吸10次。

这套体操宜在早饭后、午饭后半小时做，或在晚饭后半小时加一次，贵在坚持。

这套体操可以促使胰岛素分泌功能恢复，有利于患者肾小球和肾小管的功能。

若身体较为僵硬者，可沐浴后再做。身体疲乏时，可暂时停止。本体操要循序渐进地增加次数，不可性急，刚柔动作结合，则功效更为显著。

（2）仰卧蹬车体操

糖尿病患者适合选择散步，问题是糖尿病患者多半体胖，走一点路就会气喘吁吁，呼吸困难，甚至两膝还会发抖。

这类胖糖尿病患者不妨试一试"仰卧蹬车活动"。只需要躺在硬板床上就可以进行，而且非常简单，任何人都可以学会。

首先，取仰卧位，两手撑腰，以肩和头为支点身体倒立，然后像倒蹬自行车般，两脚交替往上蹬。如果能一边蹬，一边脚尖往回钩和做下压动作，疗效会更好。

患者可根据自己的体力做数十次，循序渐进地增加到100次。早上那次宜在起床后做，可使头脑清醒，并且促进肠胃蠕动，解除患者的便秘。晚上宜在晚饭后半小时进行。长期坚持不但降血糖、血脂，还有助于腰腹部和大腿减肥。

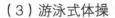

（3）游泳式体操

取仰卧位在木板床上或体操垫上，两腿伸直，采用仰泳的姿势上下摆动双腿，这时脚踝不需要用力，两腿有规律地交替摆动。摆动速度不宜过快；摆动幅度由小到大。同时口中喊着口令"一、二、一，二、二、一，三、二、一，四、二、一，……"，这样可以做得持久而且有规律。循序渐进地增加到 100 次。实际做起来你就知道了这种运动挺累人的。做完上述动作后，翻过身来面朝下俯卧，做做自由泳样的动作（也称'狗刨'）。坚持整套下来，天天坚持锻炼，对预防和减少糖尿病并发症的发生大有益处。

5. 预防糖尿病并发症的气功疗法

气功是中华瑰宝之一，练法甚多，且功法各异。糖尿病患者比较适合的是内养功。内养功能练气保健，炼精化气，调整脏腑，平衡阴阳，益气养精。该功法简便易行，无副作用，通过调整呼吸，可改善内外呼吸的交换能力，调整自主神经功能，增强周围神经功能，改善微循环，提高免疫能力，尤其对中后期糖尿病患者可起到明显的改善症状、减少痛苦的功效，对糖尿病已康复者也有很好的保健养生效果。具体功法有卧位和坐位两种。

（1）卧位

以正卧位为好，双上肢自然放开，排除杂念，静养几分钟，开始功法呼吸，采用腹式呼吸，从鼻呼吸或口鼻兼用，先行吸气，随之徐徐呼出，每一次呼吸间隔时，默念字句，如：**"我要静、我要静坐、静坐身体好、静坐我病痊愈"** 等。长期锻炼可出现止息现象，呼吸似有似无，达到吸气绵绵，出气微微的高境界，此为动静之互养，可使意守丹田，气血充盈。

（2）坐位

体姿自然舒适，易于全身放松为准，练法同卧位。内养功除止息外，还有练功中的静休，练功 20 分钟左右，由腹式呼吸变为自然式呼吸，意守丹田静养 3~5 分钟。每次练功中休息几次。息功时用升降开合之法，使全身放松后息功。每日练 2~4 次，每次 10~30 分钟。

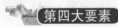

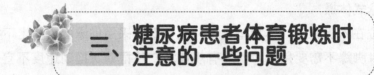

三、糖尿病患者体育锻炼时注意的一些问题

1. 选择自己适合的体育项目

糖尿病患者可参加多种多样的体育锻炼方式，只要能消耗一定能量，作全身性运动而使全身每个部位都得到锻炼即可，例如散步、步行、骑自行车、太极拳、游泳、跑步、球类活动、跳舞等。根据个体的病情、体力和爱好选择自己喜欢的运动，只有如此才能持久地坚持运动。

选择运动项目的目的要明确。

（1）要明确选择运动项目对自己糖尿病有保健作用、能预防糖尿病并发症；

（2）选择运动项目要个体化。适合运动疗法的患者，在制定运动项目时，要充分根据个人状况、性别、年龄、体型、体力、生活习惯、劳动、运动习惯、运动爱好等而异。

（3）运动对自己的糖尿病和其预防并发症有作用，锻炼能达到降低血糖至有效程度，并有安全性。

（4）选择春夏秋冬四季都能锻炼的项目，以便于长年坚持。

2. 哪些糖尿病患者不适合体育锻炼

在治疗糖尿病时，患者适当的参加体育锻炼，对控制病情很有帮助。不仅可以很好的控制血糖，还能增加药物的吸收，预防并发症。但是，并不是所有患者都适合进行体育锻炼。那么，哪些糖尿病患者不适合体育锻炼呢？如果符合以下情况，就不适合进行体育锻炼：

（1）在治疗糖尿病的过程中，病情控制不好，血糖很高、波动较大的患者。

（2）如果患者有其他疾病或并发症，如急性感染、酮症酸中毒等，也不适合进行体育锻炼。

（3）有严重的慢性并发症的患者，如心肾功能衰竭、视网膜病变、下肢大血管病变、自主神经功能紊乱、中毒、高血压等也不适合。

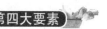

3. 体育锻炼时的必备

糖尿病患者平时注意随身带两样东西：一样是"患者卡"，记载自己的姓名、所患疾病名称、用药情况、家庭住址和联系电话等；另一样就是食品或糖果，必要时吃点以迅速改变低血糖状态，但千万注意不要用不含糖的甜味剂食品治疗低血糖。

4. 体育锻炼中出现低血糖反应怎么办

葡萄糖是维持肌肉运动的"燃料"，饮食中的葡萄糖最终进入血液循环，血糖测试就是测量血中的葡萄糖浓度。另外，肌肉之中也含有大量的葡萄糖，只不过是以糖原的形式储存起来，当需要能量时，这些糖原就会分解成葡萄糖进入血液。开始运动时，机体利用肌糖原和肝糖原中的葡萄糖为"燃料"，当这些储备快用完时，肌肉就会摄入血中的葡萄糖供自己使用。运动过程中血糖水平逐渐下降，锻炼结束后，机体又在肌细胞及肝脏中储存葡萄糖，这时血糖又进一步降低，并可持续至锻炼后数小时。因此，若在晚上锻炼，那么睡觉时你可能正处在低血糖状态，对此要提高警惕。

如果在运动中或运动后出现饥饿感、心慌、出冷汗、头晕及四肢无力或颤抖的现象时，可能你已出现低血糖，但不要惊慌，按以下步骤处理：

（1）立即停止运动，并吃随身携带的食物或糖果，一般休息10分钟左右低血糖反应即可缓解。

（2）若10分钟未能缓解，可再吃食物或糖果，并请求其他人通知你的家人或送你到医院，医生会为你作出对症处理的，自己要保持镇静。

（3）如若有条件，可要求医生为你准备胰高血糖素针剂，并随身携带，把注射方法简明扼要的列出。

❀ 重要提示 ❀

糖尿病治疗必须达标

糖尿病的治疗必须达标，才能避免各种并发症的危害。那么，怎样才算达标呢？有些人认为是自我感觉良好，不影响吃喝就算达标，也有些人认为是空腹血糖正常就是达标，还有些人则把尿糖阴性看作为达标，这些都是不全面的，糖尿病治疗达标是全方位的，包括血糖、血脂、血压、体重指数等指标。

血糖 有的人长期高血糖而没有不适感觉，主要是因为这些人血糖是逐渐升高的，并长期稳定在高血糖状态，患者已经适应。这并不是说，患者没有任何感觉高血糖对他（她）们就没有危害，实际上，血糖控制不好会引起神经系统、视网膜、肾脏的病变，同时长期的餐后高血糖还可以引起冠心病、高血压的发生，因此，必须将血糖降至正常水平范围。当然，降血糖需要讲究方法，当血糖持续升高时，不能突然降低，不然会出现发抖、出汗、饥饿感等类似低血糖的症状。

糖尿病患者应每月检查一次血糖，包括空腹和餐后血糖，有条件的人还可以检查午餐和晚餐后血糖，糖化血红蛋白每3个月要检查一次，如果检查后，发现自己离糖尿病治疗的标准有较大的差距，也不要泄气，可以先实现将血糖控制到一般水平的上限或略高一点的水平，即空腹血糖不超过7mmol/L，然后再接近达标水平，即空腹血糖3.9～6.1mmol/L，餐后血糖不大于7mmol/L，糖化血红蛋白小于6.2%的标准。70岁以上的老年人，血糖可以放宽到一般水平的上限或略高。另外，糖尿病患者达标与否与尿糖阴性、阳性无关。

血脂 糖尿病患者血脂升高，而往往却没有任何不适感觉，但在这种高血脂状态下危害极大，高胆固醇、高血脂很快会反弹。

血压 高血压直接影响心脏和脑血管，引起糖尿病眼底、肾脏病变。因此，每星期应量一次血压，如果发现血压超过140/90毫米汞柱，应积极进行降压治疗，可在医生指导下使用降压药，使血压逐渐平稳下降，最好达到或略低于139/79毫米汞柱这个水平。

体重 由于成人的身高不会有很大变化，所以糖尿病患者关键应控制好体重，每月至少称一次体重。

肥胖与高血压、高血脂"密不可分"，糖尿病肥胖者的高血压控制比较困难，还可造成胰岛素抵抗，使降糖药和胰岛素的效果大打折扣。因此，肥胖的糖尿病患者应坚持饮食控制和体育锻炼来减轻体重，年轻者可每月减少1~2千克，年纪大的每月减少0.5~1千克，直至体重指数即体重（千克）/身高（米）平方的值达到男性低于25，女性低于24为止。

无疑，糖尿病达标是通向健康之路的保障，糖尿病患者应定期做相关的检查，以了解自己与达标之间的距离。

 医学常识 **糖耐量试验**

糖耐量试验，也称葡萄糖耐量试验，是诊断糖尿病的一种实验室检查方法。主要有静脉和口服两种，前者称IVGTT，后者称OGTT。IVGTT只用于评价葡萄糖利用的临床研究手段，或胃切除后，吸收不良综合征等特殊患者。OGTT则是临床最常见的检查手段。

糖耐量试验的适应证：

（1）临床疑有糖尿病，单凭血糖化验结果不能确定者。

（2）已确诊糖尿病，需对患者血糖分泌峰值，胰岛素分泌功能，C肽等做全面了解。

（3）其他原因引起的糖尿鉴别，如肾性糖尿、滋养性糖尿等。

糖耐量试验的方法

（1）试验前每天碳水化合物摄入量不少于150g，有正常的体力活动至少3天。

（2）过夜空腹10~14小时。

（3）试验前禁用酒、咖啡、茶，保持情绪稳定。

（4）上午8：30以前抽空腹血，然后饮用含75克葡萄糖的水溶液250~300毫升，5分钟内饮完（若空腹血糖＞15.0mmol/L或1型糖尿病，或有酮症倾向者用100克面粉馒头替代，10~15分钟内吃完）。

（5）分别于饮糖水或吃完馒头后0.5小时、1小时、2小时、3小时各抽血一次，测定血糖值。

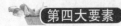

正常值：空腹 3.9~6.1mmol/L，1 小时血糖上升达高峰 <11.1mmol/L，2 小时下降 <7.8mmol/L，3 小时下降在空腹值。

意义 1：确诊糖尿病，空腹血糖 ≥ 7.0mmol/L 或餐后血糖 ≥ 11.1mmol/L。

意义 2：了解血糖波动范围，分析糖尿病稳定程度。正常人空腹血糖波动范围为 3.9~6.1mmol/L，糖尿病患者空腹血糖与餐后 3 小时血糖值差越小越稳定，反之则不稳定。

❀ 健康提示 ❀

遇事不怒　少荤多素　动静结合　交友散步

第五大要素

心脑肾及其他
糖尿病并发症的预防

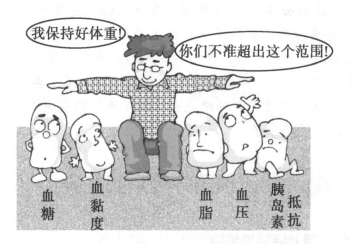

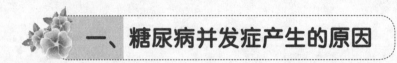

一、糖尿病并发症产生的原因

1. 血糖失控

糖尿病患者产生并发症的原因之一是血糖失控。一般糖尿病病程短、血糖控制良好者，可不出现并发症，也能保持在单纯糖尿病阶段。相反，如果糖尿病病程较长，特别是血糖长期得不到良好的控制者，易于合并有多种的并发症，有人称它是糖尿病患者的"百病之源"。糖尿病并发症的发生、发展，多由长期的高血糖、高血脂、血液高凝高黏、内分泌失调、高胰岛素血症、动脉硬化以及微血管病变所引起。

2. 缺乏预防知识

糖尿病患者产生并发症的原因之二是缺乏对糖尿病并发症的预防知识。有些人得了糖尿病之后，只晓得服药打针来控制血糖，却不了解饮食、体育锻炼身体和心理调整的重要性，结果心、脑、肾等重要的生命器官还是出了毛病。

3. 不信医学

糖尿病患者产生并发症的原因之三是不信医学，例如：

邵某，政府公务员，40岁那年在一次检查身体时被检出血糖过高，经复查确诊为2型糖尿病。医生为他制定了治疗方案，他说扯淡，置之脑后。酒照样喝，什么甜的肥的照样吃，就是不吃药，不运动，还是麻将桌上的一员战将。后来出现了高血压，再后来，肾功能也出现了毛病，神经炎、脑梗死也接踵而来。现在老邵既离不开药，也离不开医院的病床了。

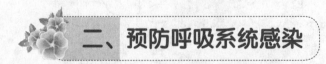

二、预防呼吸系统感染

1. 什么是上呼吸道感染

急性上呼吸道感染是鼻、鼻咽或咽喉部急性炎症的总称。可分为普通

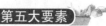

感冒（若致病因子为流感病毒，则称为流行性感冒）、急性咽喉－气管炎、疱疹性咽炎、咽扁炎可由细菌直接感染，也可在病毒感染之后继发细菌感染，一年四季均可发生，冬、春季多见。成年糖尿病患者、糖尿病儿童易患。受凉、淋雨、疲劳、鼻旁窦炎等常是本病的诱因。呼吸系统感染主要的症状为咳嗽、咳痰、胸痛，并伴有喷嚏、鼻塞、流涕、咽痛、头痛、低热或发热、全身酸痛等。也可仅有轻度全身表现或无全身表现。检查可见鼻咽部充血、颌下淋巴结肿大等。病毒引起的上呼吸道感染血白细胞计数检查结果可正常。部分患者可发生风湿热、肾炎、心肌炎等并发症。病程通常在1周左右。

2. 什么是下呼吸道感染

（1）急性气管炎

通常由细菌和病毒引起。

（2）慢性气管炎

查找病原体往往比较困难，细菌、病毒常是致病的原因。

（3）肺炎

门诊和住院糖尿病患者中，肺炎往往是患者死亡的一个重要因素，因为糖尿病的原因，其炎症很难得到控制。

（4）肺结核

糖尿病并发肺结核的特点是发病重，发展快，易发展为播散型肺结核。

3. 糖尿病患者呼吸道感染的预防与治疗原则

日常注意保护呼吸道（如在公众场所戴口罩），加强身体锻炼。没有糖尿病的人得了感冒自己吃点药就好了，可是糖尿病患者不行，不论上呼吸道感染，或者是下呼吸道感染都需请医生帮助。得了肺炎，医生一定会让你住院治疗，如果不幸得了肺结核，就需要去住传染病医院抗结核治疗了。入院时别忘了告诉医生你有糖尿病。

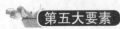

❀ **重点提示** ❀

糖尿病患者平时将血糖控制好、饮食得当、量力做好身体锻炼，那么，呼吸道疾病就很少光顾你了。

三、预防泌尿系统感染

1. 什么是泌尿系统感染

泌尿系统是人体中的重要系统，它包括肾脏、输尿管、膀胱、前列腺和尿道，简称泌尿系统，如果它们之中的哪一部分受到细菌、支（衣）原体或病毒的感染，就往往发生炎症，统称泌尿系统感染。糖尿病患者因为血糖和免疫功能低下的关系，发生率常较无糖尿病的人要高。

2. 泌尿系统感染有哪些症状

泌尿系统感染虽然有时是局部炎症，但它能引起全身症状，如周身疼痛、发热、排尿次数多、排尿时发生疼痛、有时还憋不住尿，如肾盂发生了炎症还有腰痛、水肿、尿化验有脓细胞。

3. 预防泌尿系统感染和治疗原则

（1）保持血糖稳定；

（2）清除身体中的慢性病灶，如慢性扁桃体炎、龋齿、生殖系统炎症以及皮肤疖肿等，及时请医生彻底治愈免得感染泌尿系统。

四、预防糖尿病肾病

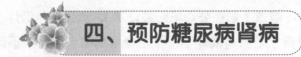

1. 糖尿病肾病的表现

糖尿病肾病是糖尿病最严重的并发症之一，原因是糖尿病患者肾脏的微血管生理发生了病态改变，主要以肾动脉硬化为特征的肾小球和肾小管病变。随着糖尿病的病程延长，其发生率亦随之增加。

糖尿病患者的肾损害表现为蛋白尿、高血压、水肿。糖尿病早期肾体积增大，以后逐渐出现间隙性蛋白尿或微量白蛋白尿，随着病程的延长，出现持续蛋白尿、水肿、高血压。如肾小球滤过率降低时则出现尿少，提示肾功能已经发展到不全程度了。如若控制不好发展到晚期，可出现严重肾衰竭，并发尿毒症。尿毒症是糖尿病患者主要的死亡原因之一。

糖尿病肾病是糖尿病全身性微血管病变表现之一，早期多无症状，血压可正常或偏高。用放射免疫法测定尿微量白蛋白排出量 >200 微克 / 分钟，此期叫做隐匿性肾病或早期肾病。如能积极控制高血压及高血糖，病变可望好转。如控制不良，随病变的进展可发展为临床糖尿病肾病，此时患者可有下列表现：

（1）蛋白尿

开始由于肾小球滤过压增高和滤过膜上电荷改变，尿中仅有微量白蛋白出现，为选择性蛋白尿，没有球蛋白增加，这种状态可持续多年。随着肾小球基底膜滤孔的增大，大分子物质可以通过而出现非选择性临床蛋白尿，随病变的进一步发展，尿蛋白逐渐变为持续性重度蛋白尿，如果尿蛋白超过 3 克 / 日，是预后不良的征象。

糖尿病肾病患者蛋白尿的严重程度多呈进行性发展，直至出现肾病综合征。

（2）水肿

早期糖尿病肾病的患者一般不出现水肿，少数患者在血浆蛋白降低前可有轻度水肿，当 24 小时尿蛋白超过 3 克时，水肿就会出现。明显的全身水肿症状仅见于糖尿病肾病迅速发展者。

（3）高血压

高血压在糖尿病性肾病患者中常见。严重的肾病多合并高血压，而高血压能加速糖尿病肾病的进展和恶化，故有效的控制高血压是十分重要的。此外，还应限制食盐的摄入，食谱为低盐饮食，戒烟，限制饮酒，减轻体重和适当运动。降压治疗要在医生的指导下用药。

（4）肾功能不全

糖尿病肾病一旦出现，其过程是进行性的，氮质血症、尿毒症是其最

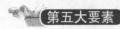

终结局。

（5）贫血

有明显氮质血症的糖尿病患者，可有轻度至中度的贫血，用铁剂治疗无效。贫血为红细胞生成障碍所致，可能与长期限制蛋白饮食，氮质血症有关。

（6）其他症状

视网膜病变并非肾病表现，但却常常与糖尿病肾病同时存在。甚至有人认为，无糖尿病者的视网膜病变，不可能存在糖尿病肾病。

知识窗　肾病综合征 ● ● ● ● ● ● ● ● ● ● ● ●

肾病综合征是由许多原因和各种病理类型引起的肾脏病，糖尿病最为常见。表现为大量蛋白尿，24小时尿蛋白持续大于3.5克，血蛋白小于30克/升，总蛋白小于60克/升，常伴有高脂血症和水肿，医生把这些表现称为肾病综合征。

2. 糖尿病肾病的各期症状

糖尿病患者要了解糖尿病肾病的基本知识，才能有效地预防糖尿病肾病。糖尿病肾病分期（严重程度）主要包括五个阶段：

Ⅰ期：以肾小球滤过率增高和肾体积增大为特征。这种初期病变与高血糖水平一致，但是可逆的，经过胰岛素治疗可以恢复，但不一定能完全恢复正常。

Ⅱ期：该期尿白蛋白排出率正常但肾小球已出现结构改变，虽然尿白蛋白增高，但尿素氮往往正常，故此，一、二期不能称为糖尿病肾病。

Ⅲ期：又叫早期糖尿病肾病。尿白蛋白排出率超出正常参考值，患者的血压轻度升高，开始出现肾小球的功能损害。

Ⅳ期：临床糖尿病肾病或显性糖尿病肾病。这一期的特点是大量的白蛋白尿（每日大于3.5克）、水肿和高血压。糖尿病肾病水肿比较严重，对利尿药反应差。

Ⅴ期：即终末期肾衰竭。糖尿病患者一旦出现持续性尿蛋白，即发展为临床糖尿病肾病，肾脏滤过功能进行性下降，导致肾衰竭。

3. 糖尿病肾病的治疗原则

糖尿病并发Ⅰ、Ⅱ期肾病者，可以在门诊治疗。Ⅲ期以上患者，肾的功能已经出现衰竭属重症，需要住院治疗。下边介绍一般调养常识：

（1）饮食治疗

目前主张在糖尿病肾病的早期即应限制蛋白质的摄入（＜0.8克/公斤·日）。对已有水肿和肾功能不全的患者，在饮食上除限制钠（食盐）的摄入外，对蛋白质摄入宜采取少而精的原则（＜0.6克/公斤·日），必要时可适量输氨基酸和血浆。在胰岛素保证下可适当增加碳水化合物的摄入以保证足够的热量，脂肪可选用植物油。

（2）药物降糖治疗

主要应用药物有①磺脲类药物能促进胰岛素分泌。适用于无急性并发症的2型糖尿病代表药物，如甲苯磺丁脲、格列齐特、格列吡嗪。非磺脲类降糖药主要用于控制餐后高血糖，代表药物如瑞格列奈、那格列奈等；②双胍类药物能提高外周组织对葡萄糖的摄取和利用，通过抑制糖原异生和糖原分解，降低过高的肝葡萄糖输出，降低脂肪氧化率，提高葡萄糖的运转能力，改善胰岛素的敏感性，减轻胰岛素的抵抗；③葡萄糖苷酶抑制剂能抑制淀粉、糊精和双糖（如蔗糖）在小肠粘膜的吸收，代表药物如阿卡波糖、伏格列波糖；④胰岛素增敏剂能增加葡萄糖对胰岛素的敏感性，降低胰岛素抵抗，代表药物如罗格列酮、吡格列酮；⑤胰岛素适应证：1型糖尿病、有并发症者、手术前后、妊娠和分娩、口服降糖药不能控制的2型糖尿病和胰腺切除者。

❀ 专家提示 ❀

糖尿病的治疗，往往需要多种药物联合应用，合理搭配可有效提高治疗效果。对于单纯饮食和口服降糖药控制不好并已有肾功能不全者应尽早使用胰岛素。应用胰岛素时需监测血糖及时调整剂量。

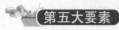

对终末期糖尿病肾病患者，只能接受透析治疗或肾胰联合移植。

（3）糖尿病肾病在于早期预防

糖尿病肾病重在早期预防，不要讳疾忌医，矫正所有危险因素，包括控制血糖、血压及戒烟等。在微量蛋白尿阶段，严格遵守医嘱，中西医结合治疗效果较好。预防治疗得当，可以遏制肾病的发生和发展。

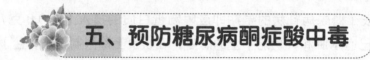

五、预防糖尿病酮症酸中毒

1. 什么是酮症酸中毒

酮症酸中毒是一种致命的糖尿病急性并发症。糖尿病患者体内胰岛素严重缺乏、血糖高、糖代谢异常，或含糖食物摄入过少时，机体就不得不通过分解脂肪获取能量，此时尿液和血液中出现酮体。大量酮体的产生和聚积，可使机体发生酸中毒，导致各种代谢紊乱，从而出现一系列的临床症状，严重者可酮症酸中毒昏迷甚至死亡。这便是糖尿病酮症酸中毒。常见于1型糖尿病患者和2型糖尿病患者在应激、感染、中断治疗等诱因下发生。

2. 酮症酸中毒有哪些症状

多数患者在发生意识障碍前数天有多尿、烦渴多饮和乏力，随后出现食欲减退、恶心、呕吐，常伴头痛、嗜睡、烦躁、呼吸深快，呼气中有烂苹果味（丙酮）是其典型发作时候的特点。随着病情进一步发展，出现严重失水，尿量减少，皮肤弹性差，眼球下陷，脉细速，血压下降。至晚期时各种反射迟钝甚至消失，嗜睡乃至昏迷。

3. 糖尿病患者为什么发生酮症酸中毒

（1）急性感染

糖尿病患者容易受病毒、细菌感染，引起多个系统的急性感染。最常见有肺炎、急慢性支气管炎、肺结核等呼吸系统疾病；急慢性尿路感染、神经源性膀胱炎、肾盂肾炎等泌尿系统疾病；急慢性胰腺炎、胃肠炎、胆囊炎等消化系统疾病；疖肿、丹毒、蜂窝织炎以及足坏疽等，皮肤感染性

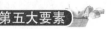

疾病也可引起酮症酸中毒。

急性化脓性感染伴有高热者，最易引起糖尿病酮症酸中毒的发生。感染可以加重糖尿病，使血糖骤然增高诱发了糖尿病酮症酸中毒，反之高血糖又促进感染恶化，难以控制以致发生败血症。据有关资料，因感染诱发糖尿病酮症酸中毒者高达 37%～50%。

（2）治疗不当

糖尿病酮症酸中毒多发生于 1 型糖尿病患者，常因胰岛素治疗中途突然终止、或胰岛素用量不足、或新患者失于治疗时机，也可发生于 2 型糖尿病患者由于停用口服降糖药、或降糖药用量不足、或患者长期服用口服降糖药而产生继发性失效，使高血糖得不到控制，或新患者失于及时治疗，尤其老年患者等因素使血糖升高，继之高血糖引起高渗利尿，渗透压升高，脱水，电解质紊乱而诱发糖尿病酮症酸中毒者约 21%。

（3）饮食失控

糖尿病患者由于缺乏糖尿病知识，饮食控制不严格，过量进食碳水化合物、脂肪，营养过剩以及酗酒等引起高血糖。高血糖可促进脂肪加速分解和糖酵解，在代谢中因氧化不完全，而产生代谢性酸性物质，在体内堆积则产生酮血症，因饮食失控而诱发糖尿病酮症酸中毒者约占 10%。

（4）精神因素

患者受到强烈的精神刺激，或精神高度紧张，或过度兴奋，或过于恼怒激动等。精神情绪的变化使神经兴奋性增强，尤其交感神经兴奋，分泌过多的儿茶酚胺、肾上腺素、肾上腺皮质激素、胰高血糖素等与胰岛素相拮抗，促使糖异生和脂肪的分解，主要促进甘油三酯分解为 α-磷酸甘油和游离脂肪酸（医院化验报告单上用 FFA 表示），当脂肪分解大于合成，则出现酮症，严重者发生酮症酸中毒。

（5）应激情况

患者遭受外伤、接受手术、烧伤、或急性心肌梗死、或急性脑血管病应激状态，使机体过多分泌与胰岛素相拮抗的激素，而引起血糖升高，酮体生成诱发糖尿病酮症酸中毒。

（6）糖尿病患者妊娠与分娩

血糖控制不好或较重的糖尿病患者妊娠的话，不但本身的疾病会渐渐

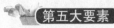

地恶化，并且会产生许多的异常现象，例如：羊水过多症、早产儿的夭折、婴儿体重过大、先天性畸形。

那么，糖尿病患者妊娠了怎么办呢？如果患者的血压正常，心、肾功能未受损害，眼底检查亦正常，患病较轻的糖尿病患者是可以妊娠的，但必须是在产科和内科医生共同的密切观察和治疗下继续妊娠，要积极控制患者的血糖浓度，以确保胎儿的健康和安全。

轻症糖尿病患者怀孕一般仅需饮食控制，若经饮食控制症状仍加重，需加用胰岛素。孕期控制糖尿病药只选用胰岛素治疗而不用口服降糖药。

糖尿病患者最好在妊娠前使用避孕工具三个月，严格控制代谢紊乱，使血糖、血脂、血压保持正常或接近正常，然后再考虑妊娠，孕妇在妊娠期间，尤其后期分娩时，因过度情绪紧张和疼痛等因素，有可能诱发血糖升高和酮症酸中毒，分娩时不可大意。

（7）其他因素

患者可因较长时间服用皮质激素、受体阻滞剂、噻嗪类利尿剂和苯妥英钠等药物，诱发酮症酸中毒。此外，尚有部分患者过度饥饿及无明显诱发因素而发生糖尿病酮症酸中毒。

糖尿病酮症酸中毒患者到医院急诊时，医生首先给你做血、尿化验，检查可发现尿糖强阳性大多为 +++ 至 ++++，尿酮体也为阳性到强阳性，血糖显著增高，糖化血红蛋白增高，血二氧化碳结合力下降，动脉血气分析显示血液呈酸性，pH 低于 7.35。

4. 糖尿病患者怎样预防酮症酸中毒

患者在发生糖尿病酮症酸中毒昏迷前一般都是有先兆的，突出表现为：疲倦、明显厌食、恶心、呕吐、极度口渴、尿量显著多于平时；还常出现头晕、头痛、表情淡漠、嗜睡、烦躁，呼吸加深加快；有的患者呼出的气体中带有烂苹果味。病情进一步恶化，则尿量减少，皮肤干燥，眼球下陷，脉搏细弱快速而且不规整，血压下降，四肢冰冷。少数患者可出现腹部剧痛，甚至被误诊为外科急腹症。

酮症酸中毒并不是每例糖尿病患者都会发生，况且这也是可以预防的。

此并发症常发生在以下情况：如各种感染、进食过量、过度饥饿、酗酒、创伤、胰腺炎、心肌梗死、血糖严重升高、分娩，这些情况是本症发生的重要诱因。保持血糖水平基本正常，是预防糖尿病并发症发生的基本措施。糖尿病患者平时要注意药物治疗、饮食控制和体育锻炼整体的调控血糖，使其保持在正常值范围内。

❀ 特别提示 ❀

糖尿病患者出现疲倦、明显厌食、恶心、呕吐、极度口渴、头晕、头痛、表情淡漠、嗜睡、烦躁，呼吸加深加快；有的患者呼出的气体中带有烂苹果味时，应警惕糖尿病酮症酸中毒的可能，及时去医院急诊。

六、预防糖尿病脑病

1. 糖尿病脑病产生的原因

长期、大量的临床实证研究表明：胰岛素分泌不足或高胰岛素血症，均从不同方面对大脑的认知功能造成不良影响。

首先，胰岛素分泌不足导致高血糖。长期慢性高血糖可造成毛细血管基底膜增厚，使管腔狭窄，加上糖尿病患者脂代谢紊乱，造成血液黏稠度升高，血流缓慢，可致脑血流量减少。有研究证实，脑血流量的降低可使大脑对信息的认识、加工、整合等过程发生障碍，认知反应和处理能力下降，最终导致学习记忆功能受损。高血糖可加速老年性痴呆早期发病，流行病学研究表明老年糖尿病患者出现痴呆的危险性比正常对照组增加2倍，其中2型糖尿病与老年性痴呆关系更为密切。这些发现提示，糖尿病脑病在许多方面反映了大脑加速老化的过程。

2. 高血糖与脑血管病的关系

糖尿病患者的脑血管病变发生率与糖尿病病程和血糖控制不良密切相关，而糖尿病脑血管病与糖尿病脑病像两个孪生兄弟，关系密切。两者的

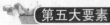

病变特点都是以脑缺血为病理基础。

动脉粥样硬化和微血管病变非常广泛，不论大中小血管、毛细血管的动静脉均可累及，并常使血压升高。糖尿病患者动脉粥样硬化的发病率远比没有糖尿病的人高，发生较早，进展较快而病情严重。在此基础上常并发脑血管病和脑病。许多老年人由于平时只注重血糖控制而疏忽了对情绪和运动强度的控制，很容易产生脑病的严重后果。糖尿病患者，尤其是老年糖尿病患者，平时要牢牢地控制体重、血糖、血压、血脂、血黏度、胰岛素抵抗等六个指标，将它们规范到正常范围，那么，糖尿病脑病"这条路"被堵截住，发生的可能性也就没有了。

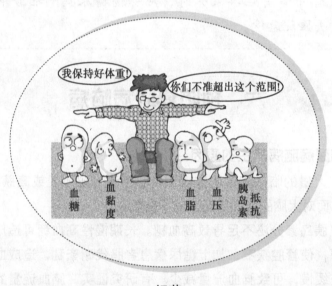

规范

3. 糖尿病脑病预防治疗原则

糖尿病脑病多发生在老年糖尿病患者，如不能早发现、早确诊，后果将很严重，危及患者的生命。

预防糖尿病脑病的具体措施，以下方法能帮助大家达到预防糖尿病脑病的目的。

（1）应长期治疗和控制糖尿病及其并发症，如高血压、心脏病、高脂血症、脑动脉硬化症等危险因素。

（2）积极消除情绪波动、过度疲劳、用力过猛、用脑不当等诱发因素，长期坚持。

（3）重视和加强对中风各种先兆迹象的发现和预防，及早发现，及早治疗。

（4）糖尿病脑病的预防还包括进行定期的检查，根据脑血管病的血流动力学变化，如血液黏稠度增高、血小板黏附、聚集及凝血等，可采用活血化瘀中药及低分子右旋糖酐、阿司匹林等治疗。

（5）控制并减少短暂性脑缺血发作，是预防糖尿病性脑血管病变的最关键的环节。一旦小中风发作，必须立即给予系统的治疗。就有可能避免脑血管病的发生。

糖尿病脑病是一种严重的糖尿病并发症，发病呈渐进型为其特点，对并发症治疗相当困难，且效果不理想，糖尿病脑病重在预防，把预防做在前头是阻止脑病发生的关键。平时要牢牢地控制血糖，保持在正常生理水平上。

七、预防糖尿病冠心病

1. 冠心病形成的因素

冠心病是冠状动脉粥样硬化性心脏病的简称。该病除了动脉粥样硬化为基础之外，多与下列因素有关。

（1）年龄　本病多见于 40 岁以上的人，发病率随年龄增加而增加。

（2）性别　男性较多见，男女发病率的比例约为 2：1。

（3）家族史　有冠心病家族史、高血压、高脂血症家族史者。

（4）性格　A 型性格者（争强好胜、竞争性强）。

（5）精神因素　精神过度紧张者。

（6）血液因素　高胆固醇血症、高脂血症是冠心病形成的重要危险因素。

高胆固醇血症（总胆固醇 >6.76mmol/L、低密度脂蛋白胆固醇 >4.42mmol/L）者，较正常者（总胆固醇 <5.2mmol/L）罹患冠心病的 5

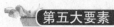

倍。高甘油三酯血症也是冠心病的独立危险因素。高密度脂蛋白对冠心病有保护作用，其值降低者易患冠心病。

高密度脂蛋白胆固醇与总胆固醇之比应 <0.15，是冠状动脉粥样硬化有价值的预报指标，血清 α－脂蛋白浓度升高（>0.3 克／升）也是冠心病的独立危险因素。

2. 糖尿病患者易并发冠心病

糖尿病患者发生冠心病的危险性比正常人高 2 倍；女性糖尿病患者发生冠心病的危险性比男性患者高 3 倍，且易发生心力衰竭、卒中和死亡。高血糖时，血中糖基化的低密度脂蛋白增高，使经低密度脂蛋白受体途径的降解代谢受抑制，同时高血糖也使血管内膜受损，加之糖尿病常伴脂质代谢异常，故糖尿病者易患冠心病。

3. 肥胖与冠心病的关系

我们知道，标准体重（公斤）＝身高（公分）－105，超过标准体重10% 者，为轻度肥胖，超重 20% 者，为中度肥胖，超重 30% 者为重度肥胖。临床上将超过标准体重 20% 者称为肥胖症。

许多资料表明，冠心病患者的平均体重较非冠心病患者为高，肥胖者冠心病的发病率较高，尤其是短期内发胖或重度肥胖者发病率更高。有人观察发现，自肥胖开始大约 7~8 年后可发生冠心病。流行病学的资料表明，肥胖有增加冠心病发病的趋势。这是因为：

（1）肥胖者摄取过多的热量，在体重增加的同时，使心脏负荷和血压均升高，从而增加心肌耗氧量。

（2）高热量的饮食习惯，使胆固醇、甘油三酯和血压升高，促使冠状动脉粥样硬化的形成和加重。

（3）肥胖者体力活动减少，妨碍了冠状动脉粥样硬化侧支循环的形成。

（4）肥胖者常使胰岛素的生物学作用在某些人群中被削弱，即这些人的机体对胰岛素产生抵抗，为了维持较正常的血糖水平，便形成高胰岛素血症，最终导致机体血糖升高、血浆纤维蛋白原升高、高密度脂蛋白降低。胰岛在长期的高负荷压力下，分泌胰岛素的功能逐渐减弱直至衰竭，形成了糖尿病。糖尿病、高脂血症、高纤维蛋白原血症无一不是导致动脉粥样硬化的危险因素，于是冠心病便接踵而至。

当然，不能单看体重指数，而应测量皮下脂肪的厚度。超重的人不一定都肥胖，如肌肉发达的运动员。已有前瞻性研究资料表明，向心性肥胖者具有较大的发病危险。同时，超重者往往合并血压升高，脂质和糖代谢紊乱。因此，我们必须清楚地认识到肥胖所带来的多种危害，调整到合理的膳食结构，加强体育锻炼，防止肥胖，以清除冠心病产生的土壤。

4. 其他因素

①饮酒：长期大量饮高度白酒对心脏、血管、肝脏等脏器的功能有损伤作用，可招致酒精性心肌病、肝硬化、高血压的发生；②长期口服避孕药可使血压升高、血脂增高、糖耐量异常，同时改变凝血机制，增加血栓形成机会；③进食高热量、高动物脂肪、高胆固醇、高糖饮食易患冠心病，其他还有微量元素的摄入量的改变等。

5. 糖尿病心血管病的预防和调治

糖尿病高血压患者，应积极治疗使血压保持稳定；注意避免精神的高度紧张，以及过度疲劳和过分的精神刺激等。高脂血症常与高血压伴行，患者应注意降血脂。其方法包括药物治疗和饮食调节两种。

降血脂以饮食调节为主。具体措施有宜食素食、宜食低胆固醇、高蛋白食物等。糖尿病患者要有效地控制血糖，方法包括饮食控制和药物治疗。此外，控制体重及饮食的热量摄入、适当的身体锻炼和科学的用脑、脑体并用，可以延缓冠状动脉硬化的进程。

6. 糖尿病性心肌病的预防

糖尿病性心肌病是 1972 年发现的，医学家们在对长期糖尿病患者进行尸检过程中，发现这些患者的心肌有弥漫性小灶性坏死和纤维化，无冠状动脉狭窄，心脏扩大，心电图有 ST 段下降等，从而提出一种新型的心脏病——糖尿病性心肌病。本病的主要病理改变是心肌微血管的内皮细胞和内膜纤维增生，毛细血管基底膜增厚，血管腔变窄，使心肌发生广泛而持

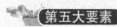

久的慢性缺血缺氧，造成心肌退行性变性和广泛的小灶性坏死，最后导致心功能减退、心脏扩大和各种心律失常。本病的诊断主要借助病史以及有心脏扩大、心力衰竭的症状、实验室检查，诊断不难。

糖尿病性心肌病的发生、发展与糖尿病的血糖控制密切相关，因此它们的防治原则也和糖尿病的其他并发症基本相似，首先应积极治疗糖尿病这一原发病，严格控制血糖，纠正糖代谢紊乱；其二，控制危险因素如对高血压、肥胖、高脂血症、高胰岛素血症等要进行预防和治疗。至于对本病的治疗，一般都可按相应的疾病进行处理，即一方面治疗糖尿病，一方面针对出现的心肌病进行治疗。本病若能采取中西医结合治疗的方法则效果较佳。

糖尿病心肌病的症状和体征，患有糖尿病的人必须了解。只有了解，才能做到有效地早期预防。心肌病的一般症状如下：

（1）休息时心动过速

糖尿病早期可累及迷走神经，而交感神经处于相对兴奋状态，故心率常有增快倾向。凡在休息状态下心率超过90次/分者应疑及自主神经功能紊乱。此种心率增快常较固定，不易受各种条件反射所影响，有时心率可达130次/分，则更提示有心肌损伤的可能。

（2）直立性低血压

当患者从卧位起立时如收缩期血压下降>4kPa（30毫米汞柱）或舒张期血压下降>2.67kPa（20毫米汞柱）称直立性低血压（或体位性低血压、姿位性低血压）。有时收缩期和舒张期血压均下降，尤以舒张压下降明显，甚至下降到0，常伴头晕、软弱、心悸、大汗、视力障碍、昏厥，甚至休克，尤其合并高血压而口服降压药的患者，或用利尿剂、血管扩张剂和三环类抗抑郁制剂者更易发生，也可见于注射胰岛素后，此时应注意与低血糖反应鉴别。糖尿病性心肌病自主神经病变者，易发生体位性低血压的原因可能是：①站立后有效循环血容量下降，不能发生反射性心率加快；②外周血管不能反射性地收缩或收缩较差；③体内的升压物质不能迅速起调节反应，以致收缩压与舒张压均降低。

（3）无痛性心肌梗死

由于糖尿病患者常存在自主神经病变，心脏痛觉传入神经功能减退，无痛性心肌梗死的发病率较高，可达 24%~42%，患者仅有恶心、呕吐、充血性心力衰竭，或表现为心律不齐，心源性休克，有些仅出现疲乏无力、头晕等症状，无明显心前区疼痛，故易于漏诊与误诊，病死率亦高达 26%~58%。糖尿病患者发生急性心肌梗死者较非糖尿病患者为多，病情较重，预后较差，且易再次发生梗死，此时预后更差，易发生心搏骤停，患者必须提高警惕。平时血糖不严格控制者更易发病。

（4）猝死

本病患者偶因各种应激如感染、手术、麻醉等均可导致猝死，患者表现为严重的心律失常（如室性颤动、扑动等）或心源性休克，发病突然，患者仅感短暂胸闷、心悸，迅速发展至严重休克或昏迷状态，血压明显下降，阵发性心动过速或心跳骤停，常致猝死。

❈ 重要提示 ❈

预防糖尿病冠心病、心肌病重在平时对动脉血管、心肌的保护，控制血糖是关键，如出现了血液流变学异常，应及时请医生帮助。

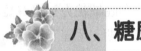

八、糖尿病眼病及其预防

1. 糖尿病眼病包括哪几种眼病

（1）视网膜病变

视网膜病变是最常见的严重糖尿病眼病，常造成视力减退或失明。据统计，50% 糖尿病病程在 10 年左右者可出现该病变，15 年以上者达 80%。糖尿病病情越重，年龄越大，发病的几率越高。该病是糖尿病微血管病的后果，由于糖尿病引起视网膜毛细血管壁损伤，加之血液呈高凝状态，易造成血栓和血淤，甚至血管破裂。糖尿病患者比非糖尿病患者的失明几率高 25 倍。目前，糖尿病视网膜病变已成为仅次于老年性视网膜变性之后的四大致盲因素之一，但是，糖尿病视网膜病变早期治疗效果还是比较理想的，而且早期预防的花费要远远低于晚期治疗的费用。因此，糖尿

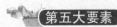

病患者对眼病的预防尤为重要，可以有效避免或者延缓眼病的发生。

（2）白内障

糖尿病引起的白内障占到白内障患者总数的 60% 之多，其手术几率比其他白内障患者要高出十几倍，一般都需要手术治疗。动物实验已经证实，高血糖在体内和体外试验中均可导致白内障。必须引起患者的高度重视：将血糖牢牢地控制在正常范围内。

（3）波动性屈光不正

许多患者起初不知道自己得了糖尿病，过了一段时间，他们可能发现，自己忽然近视了，看远看不清，看近反而很清楚，事实上，这是得了糖尿病眼病了。于是，患者去配眼镜，刚配上还挺好，没过几天视力又恢复正常了。此时，如果分别查几次血糖，肯定有高峰、有低谷，这就是波动性血糖增高。发病机制是，当血糖急剧升高时，患者可突然由正视眼变成近视眼，或原有的老花眼症状减轻，血糖降低时，又可恢复为正视眼，或又需要佩戴老花镜了。可见，波动性血糖会造成视力的波动性变化。

（4）开角型青光眼

糖尿病易引起开角型青光眼，也称慢性单纯性青光眼。此类青光眼多见于中年人以上，青年人亦可发生，常为双侧性，起病慢，眼压逐渐升高，房角始终保持开放，多无明显自觉症状，往往到晚期视力视野有显著损害时，方被发现，因此早期诊断甚为重要。本病初期无明显不适，当发展到一定程度后，会有轻微头痛、眼痛、视物模糊及虹视等，经休息后自行消失，故易误认为是视力疲劳所致。中心视力可维持相当长时间不变，但视野可以很早出现缺损，最后由于长期高眼压的压迫，视神经逐渐萎缩。视野随之缩小、消失，最终失明。整个病程中，外眼无明显体征，仅在晚期时，瞳孔有轻度扩大，虹膜萎缩。

（5）眼球运动神经麻痹

糖尿病由于导致动脉硬化，致使供应眼睑神经的小血管缺血，另外还有些糖尿病患者出现眼球运动神经麻痹，引起眼外肌运动障碍和复视，如外展神经麻痹或动眼神经麻痹。比如：有些老人会突然眼皮耷拉，眼睛睁不开，很多人以为这是眼病或肌无力等，长期进行针灸、理疗、输液等治疗，延误了最佳正确治疗时机。

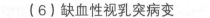

（6）缺血性视乳突病变

又称血管性假性视乳头炎，多见于老年人，单眼或双眼先后发病。此病的临床表现主要是视力和视野发生突然变化。视力骤然模糊，下降至失明；视野起初是鼻下方扇形缺损，而后扩展成偏盲或向心性缩窄，有时可与生理盲点相连。这是由于营养视神经前段的小血管发生循环障碍，睫状后短动脉回归支闭塞；或视神经软脑膜血管受累，使视乳头供血不足，发生急性缺血、缺氧而水肿；眼压过低或过高，可使视乳头小血管的灌注压与眼压失去平衡，也可引起视乳头水肿。

（7）糖尿病视网膜病变及其预防

医学统计显示，27.3% 糖尿病患者会出现眼底并发症，严重威胁视力的糖尿病视网膜病变的发生率则为 6%～13%。再次提醒糖尿病早期干预至关重要，能早期发现患者的病变端倪。

在确认患有糖尿病后，患者应该前往眼科进行检查，建议每半年至一年进行一次。合理用药控制血糖，目前大多均为西药控制，如双胍类、磺脲类、α–葡萄糖苷酶抑制剂及噻唑烷二酮类等，这些药物在快速降糖方面效果显著，但在预防及治疗糖尿病并发症这些方面还是存在一定缺陷的。而传统的中医方法，虽然在降糖方面效果会慢一些，但其在并发症治疗和预防方面，已显示出中医中药的优越。

2. 糖尿病眼病的预防

糖尿病视网膜病变早期治疗效果较好。由于病变损害的不可逆性，预防是最重要的一环，而且早期预防的花费要远远低于晚期手术治疗的费用，疗效也更佳。

（1）定期查眼底，注意发现视力的变化

建议糖尿病患者应每年散瞳检查眼底。1 型糖尿病患者，过了青春期后应定期检查眼底，2 型糖尿病患者从发病后 5 年应每年检查 1 次或遵医嘱。如有眼部异常感觉，及时去找眼科医生检查治疗，并要缩短眼科随诊时间，如每半年或 3 个月 1 次。

（2）早期治疗

如果已有眼部并发症，要遵照医生建议，按时用药并作必要的检查，如眼底荧光血管造影等。如需激光治疗，一定要听从医生指导。非增殖型糖尿病视网膜病变，可做局部激光治疗。已经是增殖型视网膜病变，则需做全视网膜激光凝固治疗，防止眼底出血和新生血管性青光眼等严重并发症。当眼底出血不吸收，需要作玻璃体切割手术时，就要下决心听从医生安排。

（3）控制血糖、血压、血脂

积极治疗糖尿病，使血糖得到满意控制。同时要严格控制血压，降低血脂，饮食调整，在不影响肾功能的情况下，患者要适量多吃些蛋白质的食物，少吃含脂肪的食物，尽量延缓糖尿病视网膜病变的出现。

3. 糖尿病眼病的饮食调治

（1）限制主食量，但不能过分，以免造成饥饿状态；

（2）要少吃多餐；

（3）忌食各类糖类和甜食食品；

（4）多食茎叶类蔬菜，多食粗纤维类，低脂肪膳食；

（5）限制食用油脂、动物脂肪及胆固醇较多的食品；

（6）禁止饮酒，特别是烈性酒；

（7）杞子、山药、荠菜可煎汤代茶，经常服用能降低血糖，也有降低血压的作用。

糖尿病眼病一般为慢性疾患，食疗应坚持不懈，不能放松。若食疗结合服药物仍不能控制病情进展时，可在医生的严密观察下进行胰岛素治疗，一旦全身性糖尿病得到控制，眼睛的病变应会逐渐停止进展，出血也会逐渐吸收。

❀ 重要提示 ❀

治疗糖尿病眼病，要由专科医生指导决定用哪种药物和哪种方法，切不可道听途说地自己随便用药，或者自己看药品说明书而不去看医生就用药，这样你的病与药物的作用往往对不上号。

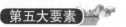

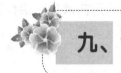

九、糖尿病并发神经病变的预防和治疗原则

在高血糖状态下，神经细胞、神经纤维易产生病变。表现为四肢自发性疼痛、麻木、感觉减退，有的个别糖尿病患者，出现局部肌肉没有力量、发生肌肉萎缩。当出现自主神经功能紊乱时，则表现为腹泻、便秘、尿潴留、男性阳痿等症状。

那么，出现以上症状如何防治呢？要做好以下5个方面：

1. 控制高血糖

积极采取综合措施（如控制饮食、适当运动、合理用药）使血糖达到或接近正常，是防止和治疗糖尿病神经病变的基础措施。由于神经组织的生长、修复远较其他组织为慢，因此，糖尿病神经病变的预防比治疗更为重要。虽然血糖的控制并非必然带来临床症状的平行好转，但血糖控制较差的患者（尤其是不愿让别人知道自己血糖高的人），其神经病变发展的速度往往更快。通常，神经病变病程在6个月以下，若血糖控制良好，加上其他治疗措施则有可能治愈；若神经病变病程超过6个月，则疗效较差。

2. 营养神经药物的应用

可选用甲钴胺制剂（弥可保）和维生素 B_1、B_{12} 等，肌肉注射或口服。

3. 血管扩张剂的应用

可选用山莨菪碱、尼莫地平、前列腺素 E 等制剂，但要在专科医生的指导下用药。

4. 对症处理

对周围神经病变引起的疼痛，可选用镇痛抗炎药如阿司匹林、吲哚美辛、抗惊厥药如卡马西平，也可选用非甾体抗炎药。自主神经病变引起的胃轻瘫，可用多潘立酮、甲氧氯普胺（胃复安）、红霉素等，严重腹泻可用洛呱丁胺（易蒙停）。

当然，以上药物只是供患者了解治疗神经病变的用药常识，治疗还是要靠医生，病情严重者还需住院治疗。

5. 糖尿病并发神经病变如何护理

神经病变可导致肢体感觉减退和皮肤营养障碍，容易造成损伤，继而感染、溃疡、坏死。因此，必须细致护理，不但要从生活中的每一件小事上做好预防工作，还应该在出现各种症状时及时向医生咨询。另外，建议每年系统地检查一次身体，以便及早发现并发症并采取相应治疗措施。

医学知识

交感神经和副交感神经统称为自主神经。人体在正常情况下，它们的功能相反，处于相互平衡制约中。在这两个神经系统中，当一方起正作用时，另一方则起负作用，很好的平衡协调和控制身体的生理活动，这便是自主神经的功能。如果自主神经系统的平衡被打破，那么便会出现各种各样的功能障碍——自主神经功能紊乱。

情绪不稳，烦躁焦虑，心慌，爱生气，易紧张，恐惧害怕，敏感多疑，委屈易哭，悲观失望无愉快感，入睡困难，睡眠表浅，早醒梦多，身疲乏力，记忆力减退，注意力不集中是自主神经功能紊乱的表现。自主神经功能紊乱还可以导致胃肠功能紊乱。

十、糖尿病足的预防

1. 糖尿病足的发病原因与发病率

糖尿病患者因末梢动脉硬化、神经病变，影响下肢供血障碍引起足部疼痛、缺血、溃疡及细菌感染并发肢端坏疽的病变。此并发症约占非外伤

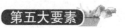

性截肢的 85% 以上。

糖尿病患者由于长期受到高血糖的影响，下肢血管硬化、血管壁增厚、弹性下降，血管内容易形成血栓，并集结成斑块，而造成下肢血管闭塞、支端神经损伤，从而造成下肢组织病变。而"足"离心脏最远，闭塞现象最严重，从而引发水肿、发黑、腐烂、坏死，形成坏疽。

目前，我国糖尿病足的发病已出现"中青年化"，最年轻的患者只有 38 岁。据医生观察，患糖尿病七年以上者，如不注意血糖控制就会有发生"糖尿病足"的危险。

糖尿病患者在日常生活中，平时注意血糖的变化之外，还要留意身体的其他变化，如：体温、皮肤脱皮、瘙痒、伤口不能愈合等现象。在医院里，时常有一部分患者，来看皮肤溃疡时，才被诊断出糖尿病。

糖尿病足坏疽部位往往发生在足部、小腿，开始出现时，皮肤冰凉，脱皮，然后逐渐开始起水疱，当水疱破裂后，伤口久久不能愈合是其特点。

2. 糖尿病足的类型

（1）湿性坏疽

湿性坏疽是糖尿病足中较为常见的足部坏死现象。由于糖尿病患者的血管硬化、斑块已形成，支端神经损伤，血管容易闭塞，同时微循环受到破坏，坏死组织的代谢物无法排出，长久堆积后，形成病变组织严重腐败细菌感染，形成局部组织肿胀，有些足部皮肤发展成呈现暗绿色或乌黑色。由于腐败菌分解蛋白质，产生吲哚、粪臭素等，糖尿病足患者身上很容易发出恶臭味。

（2）干性坏疽

是凝固性坏死加上坏死组织的水分蒸发变干的结果。干性坏疽大多见于四肢末端，例如动脉粥样硬化、血栓闭塞性脉管炎和冻伤等疾患时，此时动脉受阻而静脉仍通畅，坏死组织的水分少，再加上在空气中蒸发，故病变部位干枯皱缩，呈黑褐色，与周围健康组织之间有明显的分界线。同时，由于坏死组织比较干燥，故既可防止细菌的入侵，也可阻抑坏死组织的自溶分解。因而干性坏疽的腐败菌感染一般较轻。

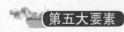

（3）混合性坏疽

也是一部分特殊的患者。这些患者同时会出现流脓感染和干性坏疽。混合性坏疽患者常见于糖尿病2型患者。混合坏疽患者一般病情较重，溃烂部位较多，面积较大，常涉及大部及全部手足。感染重时可有全身不适，体温及白细胞增高，毒血症及败血症发生。肢端干性坏疽时常合并有其他部位血管栓塞，如脑血栓、冠心病等。

糖尿病患者对于自己患了糖尿病足部湿性坏疽，应及早地进行治疗，而且治疗费用较低，副作用小，免遭截肢之苦。

对于糖尿病足湿性坏疽的患者来说，创面处理是比较费事的，湿性坏疽患者易感染，出脓，臭味十足，给护理增加了不少难度。但是对于糖尿病足来说，创面的处理是至关重要的。

对于干性坏疽治疗，用胰岛素控制血糖稳定。根据伤口状况到医院进行外科清创、消炎、止疼，服用中药调理，恢复体质，止血生肌，提高机体免疫力，加快伤口愈合。

3. 糖尿病足的预防与护理

（1）祛除原因

预防糖尿病所致的动脉硬化、改善四肢血液循环，治疗局部缺血是关键。

（2）加强足部护理

控制好饮食，及时纠正低蛋白血症、水电解质平衡失调，防止外伤。

（3）激光预防

通过低强度的特定强度的激光照射，改善血液循环，降低全血粘度及血小板凝集能力，净化血液，清除血液中的毒素、自由基、配合饮食和体育锻炼。

目前，医院对糖尿病足患者一般采取截肢、搭桥或干细胞移植手术。

一旦出现症状如皮肤发凉、起水疱和破溃则是糖尿病足的先驱表现，应在第一时间去医院检查，做好创伤处理，保住患肢。另外，患者若不小心足部受了外伤，也应及时到医院进行处理，时时留意伤口的感染和愈合程度。

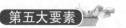

❋ 专家提醒 ❋

下列几种人要注意预防糖尿病：①45岁以上者；②身体肥胖者；③与糖尿病患者有血缘关系者；④有过高血糖、尿糖阳性者；⑤高血压、高血脂的人；⑥曾经生产过体重超过4000克的巨大胎儿，或者曾经有妊娠期糖尿病的女性；⑦中年以后锻炼减少，营养增加，工作压力大，精神紧张者。

十一、预防糖尿病性皮肤病

1. 糖尿病性皮肤病的几种表现

糖尿病性皮肤病男性多于女性，一般无临床症状。本病的特征为下肢远端伸侧皮肤多发性色素沉着。起初病损为圆形或卵圆形暗红色丘疹，继之成为黑褐色。糖尿病性皮肤病是糖尿病最常见的皮肤病变，约占糖尿病患者的50%，男性多有萎缩斑，在治疗上主要是积极治疗糖尿病。

（1）皮肤感染

糖尿病患者易患细菌和真菌感染性皮肤病，病情较一般患者严重而治疗困难，也会使糖尿病的病情加重和不易控制。

糖尿病发病的时候，患者的血糖升高，皮肤组织的糖原含量也增高，这样就给真菌、细菌的感染创造了良好的环境。有1/3的糖尿病患者，并发有皮肤感染。例如，患者经常患有疖肿、毛囊炎、脓疱病和痈等细菌感染。糖尿病患者容易发生手癣、体癣、股癣、足癣等癣病。

（2）皮肤瘙痒症

糖尿病患者中约有5%出现皮肤瘙痒症。分为全身型瘙痒及局限性瘙痒。前者多见于老年糖尿病患者，可能与糖尿病的神经病变引起皮肤干燥有关；后者多见于女性糖尿病患者，常与局部念珠菌感染有关。

糖尿病患者合并有皮肤瘙痒症状的，约占患者的1/5，这种瘙痒非常顽固，糖尿病的早期这种瘙痒症状非常多见，当患者经过治疗，病情有明显缓解的时候，皮肤瘙痒也可能逐步消失。

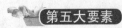

（3）糖尿病硬化性水肿

糖尿病硬化性水肿，约有5%的糖尿病患者发生本病，多见于成年人及肥胖患者。硬化性水肿是在真皮胶原纤维间有酸性粘多糖类，尤其是透明质酸酶沉着的一种粘蛋白沉着病。主要发生于颈、上背及肩部，皮肤呈淡红或苍白，表面有光泽呈非凹陷性硬肿胀，组织增厚。

（4）血管性障碍引起的皮肤病

血管性障碍引起的皮肤病，包括糖尿病性坏疽、糖尿病性脂肪萎缩、糖尿病性皮肤潮红、紫癜、糖尿病性类脂肪渐进性坏死。

（5）糖尿病性大疱病

此病由皮肤的血管性障碍所引起。它是一种发生于患者手脚处的皮肤并发症。这种水疱突然发生，反复出现却没有任何自觉症状。水疱大小不等，疱壁薄，疱内是澄清的液体，疱的外边也没有红晕。一般经过数周可以自愈，或者消退后在皮肤上遗留有色素沉着。这种大疱病往往发生在糖尿病病程长、全身状况差并有严重并发症的患者身上，患者的预后差。

2. 糖尿病性皮肤病治疗原则

目前，治疗糖尿病性皮肤病的手段主要是药物治疗，降糖、降脂、降压是关键。治疗混合感染，补充维生素B族、维生素C和烟酸、肌醇酯等，不吸烟，不喝酒，禁忌辛辣食物等。

3. 预防外伤保持个人卫生

勤洗温水澡，促进血液循环，预防各种微生物感染。

十二、降糖治疗和预防并发症要并重

1. 糖尿病并发症要早防早治

糖尿病心、脑、肾、眼、足血管并发症要早防早治，糖尿病患者要避免心脑血管损伤，血管内皮受损是形成斑块、引发心脑血管病的基础。所以糖尿病患者一方面要服用降糖药物来降低血糖，另一方面还应注意降低血脂，保护血管内皮。降低血脂不仅要降低总胆固醇、甘油三酯，还要降低低密度脂蛋白。糖尿病患者要做到"三不离"：

不离医生不离药，不离锻炼健身操。

2. 糖尿病并发症使他后悔莫及

秦先生今年57岁，15年前患上了糖尿病，当时他每天忙于事业，忽略了医生的叮嘱，从不定时检测自己的血糖，更谈不上定期到医院复诊。他的生活没规律，吃饭做不到定时定点，遇到酒桌上谈业务高兴了还要豪饮几杯，他没想到在这不经意之中，糖尿病的合并症正在一步步向他逼近。最近他的眼睛看不见了，到眼科医院求治，医生告诉他是糖尿病合并症导致他双目失明时，他才为自己对糖尿病的治疗忽略感到懊悔。

像这样因糖尿病而导致失明的患者在临床上正在逐渐增多，大多数是老年糖尿病患者。这些老人基本上缺乏对眼睛的保健意识。糖尿病对眼睛的损害，在患病的3、5年内基本没有体现，一般8年、10年、甚至15年后才表现出来。糖尿病性白内障尚可手术或置换晶体治疗，视网膜病变一旦致盲就麻烦了。

3. 糖尿病患者要提防"三大血征"

这里的"三大血征"指的是血糖、血脂和血压。只要将"三大血征"控制在糖尿病并发症未发生之前，那么，并发症就很少发生或延迟发生。大多数糖尿病患者都很重视每天的血糖变化，但是对于会导致并发症的血液流变状态却关注较少，只注意治疗血糖，不注意血脂和血压。要知道，发现自己患了糖尿病之时，就是预防糖尿病并发症的开始之日。有些患者不注意定期复查，自己觉得一直没间断治疗，心理上有了安全感，如若出现降糖药物失效，实际上形同未治。有的患者一直吃着药，结果还是出现了并发症，原因就在于此。

糖尿病患者出现并发症的原因还有，经过服药治疗，血糖恢复正常、自觉症状消失，但这并不意味着糖尿病已经痊愈，就自己停药，或对服药松懈下来，也放松了饮食控制和体育锻炼。这个现象在患者中比较普遍，切忌擅自停药，否则会造成高血糖卷土重来，使病情恶化，加速并发症的形成。

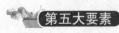

4. 怎样预防低血糖反应

低血糖反应是糖尿病治疗不当的并发症之一。它并不可怕，只要早期发现，及时纠正，可以迅速缓解，如果长期处于低血糖状态，延误治疗，则将对大脑造成损害。患者低血糖昏迷超过6小时就会死亡。因此，所有糖尿病患者及其家属都应警惕低血糖反应并熟识其症状以及自救方法。

（1）在医生指导下每日使用适量的降糖药治疗，并定时检测血糖，及时调整剂量，切不可随意增减降糖药量。

（2）按时定量进餐，在不得已需延迟进餐时，应预先吃些适量的饼干或水果等。

（3）保持每日运动时间及运动量基本不变。尽量安排在餐后1~2小时进行运动，因为此时血糖较高不易发生低血糖。一般不宜在空腹时运动，如确有清晨锻炼的习惯，也应在运动前适当进食。当进行较长时间的活动如郊游等，应在活动结束后可适当增加饭量或适当减少胰岛素（或口服降糖药）用量。

（4）尽量戒酒。若非饮不可（如出席重要宴会等）也只能在血糖处于良好控制下饮少许，而且饮酒前应进食一些食物。

（5）易发生低血糖者应随身携带含糖食品如硬糖或方糖数颗，饼干数块，或带自制一小瓶糖水等，以备低血糖发作时立即食（饮）用。

（6）记录低血糖发生的时间、次数、与药物进餐或运动的关系、症状体验等，以便及时联系医生，调整治疗方案。

（7）严重低血糖反应，来势突然，可立即喝糖水以缓解之，如神志不清者，立即送就近医院急诊。

5. 低血糖有哪些危害

（1）引起记忆力减退、反应迟钝、痴呆，严重者昏迷，甚至危及生命。

（2）可诱发脑血管意外、心律失常及心肌梗死。

（3）一过性低血糖反应引起血糖波动，增加了治疗的难度。

（4）反复发生低血糖会动摇患者对治疗的信心。

（5）神经系统受损，大脑皮层受抑制；可发生意识朦胧，定向力、识别力逐渐丧失，嗜睡、震颤、精神失常等，当皮层下受到抑制，则出现骚

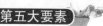

动不安，瞳孔散大，强直性惊厥等，甚至瘫痪，血压下降。

（6）可引起视网膜剥离、眼底出血、肾血流量减少加重对肾脏的损害。

6. 出现低血糖反应为什么要用胰高血糖素

胰高血糖素是一种促进分解代谢的激素，胰高血糖素具有很强的促进糖原分解和糖异生作用。1摩尔/升的胰高血糖素可使 3×10^6 摩尔/升的葡萄糖迅速从糖原中分解出来，提高血液葡萄糖的浓度，从而迅速解除低血糖反应。

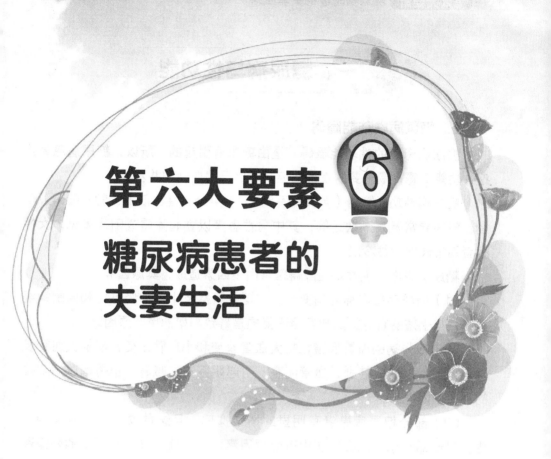

第六大要素 6

糖尿病患者的夫妻生活

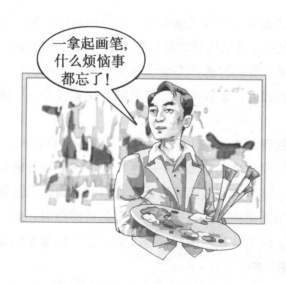

一拿起画笔，什么烦恼事都忘了！

一、糖尿病与性功能

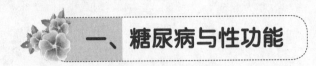

1. 糖尿病性功能障碍

糖尿病患者的性功能障碍，是由糖尿病引起的，所以，糖尿病患者治疗性功能障碍，最重要的就是要控制好自己的血糖和并发症。

糖尿病性功能障碍（英文缩写为 ED）可分为性欲低下、勃起障碍、早泄、射精异常及高潮缺乏等，其中男性患者以勃起障碍或阳痿多见，女性患者则常表现为性冷淡。

糖尿病患者发生性功能障碍常常由多因素造成，其原因有：

（1）糖尿病患者神经病变十分广泛，可累及中枢神经系统和周围神经系统，与生殖器官有关的神经组织受损是导致阳痿的重要原因之一。

（2）糖尿病的血管损害包括大血管改变和小血管改变，阴部大血管及阴茎微血管改变，甚则微血管闭塞，引起阴茎充血障碍，也是糖尿病阳痿的重要原因之一。

（3）部分糖尿病患者有明显的情绪抑郁，且这种改变先于阳痿的发生，另一部分患者则在阳痿中有心理因素成分，使原先并不严重的阳痿逐渐加重。

男患者 如盆腔自主神经病变时，可能引起逆行射精和膀胱自主神经功能紊乱。病变引起膀胱内括约肌松弛，患者射出的精液会返回流入膀胱，出现了逆行射精。有些男患者完全没有射精反射，则说明他们有严重的盆腔中交感神经的损害，以致输精管神经调节功能丧失，导致射精功能完全丧失。

女患者 据调查统计，几乎 1/4 的青年糖尿病患者和大约 1/2 的 50 岁左右糖尿病患者发生性功能障碍——性冷淡，它直接影响到女性对雌、雄激素的生成和分泌，也有可能通过影响卵巢的供血，间接影响卵巢激素的产生。这两种情况都会导致这一后果，引起性感障碍，就是俗称的性欲下降。另外，糖尿病所导致的中枢神经改变，在女性糖尿病患者性功能障碍中也产生一定的影响。

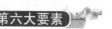

2. 男性糖尿病患者性功能障碍的发病率

改革开放以来，社会已进入快节奏阶段，有的人体力透支，患了糖尿病之后，身体大不如前，对事业对理想造成影响，这无疑是"雪上加霜"。国内有一项对 6700 多名男性糖尿病患者进行的调查显示，我国男性糖尿病患者阴茎勃起功能障碍的患病率高达 78%，但治疗率仅有 18% 左右。

医生在门诊听到过不少男性糖尿病患者遭遇过床上的尴尬事——"有心无能"的诉说，影响了夫妻感情，糖尿病患者长此以往，其本人除产生自卑感之外，对夫妻性生活也失去了信心。有的糖尿病患者急于想恢复男性本能，四处访医求药，越是着急，精神负担越重，而阳痿这种并发症越不见起色，给患者的身体健康和心理健康都带来损害。

如果未发现糖尿病之前，自己已经发觉了有夫妻生活下降的这种现象时，一定要请专科医生给你查一查原因。阳痿是糖尿病的一个早期信号，男性由于传统观念影响较深，比较爱面子，对于这种事避而不谈，或者采取滥用壮阳药等方式自行解决。由于一些糖尿病患者对性医学常识的缺乏，使得男性糖尿病患者在阴茎勃起障碍出现的早期，得不到正确诊治。

3. 女性糖尿病患者性功能障碍发生的原因

（1）糖尿病女性性功能障碍的因素之一：抑郁症

医学专家研究发现：女性抑郁症的发病率是男性的两倍，女性糖尿病患者的发病率更高达 21.9%。此外，间断或持续的高血糖也会引起抑郁症。大多数女性的性欲相当脆弱。即使轻微的抑郁也能致性欲低下，影响夫妻之间的感情。所以，如果糖尿病没有控制好，就可能引起或合并抑郁症进而发展成性功能障碍。

（2）糖尿病女性性功能障碍的因素之二：感染

高血糖使女性易于发生阴道的真菌感染。阴道炎能阻碍性唤起并将最终损害获得性高潮的能力。此外，炎症还可造成阴道干燥而使配偶感觉不适，并妨碍双方的性体验。阴道干燥导致的性交损伤可能引起膀胱炎反复发作。

（3）糖尿病女性性功能障碍的因素之三：低血糖

性唤起、性交前奏、性交和性高潮都是需要消耗能量的活动。美国糖尿病专家研究发现，根据性活动持续的时间、性反应和性高潮的重复情况，需要消耗能量。如果性活动开始时血糖是正常至偏低，或机体没有储存足够额外能量的话，那么紧张的性活动可能会引起低血糖。低血糖不仅影响性生活，还会对身体造成伤害，以至产生对性生活恐惧心理。

（4）糖尿病女性性功能障碍的因素之四：**肥胖**

媒体的宣传使女性对自身形象的标准变得非常混乱。我们社会所有年龄的女性都对体重和饮食很关心。如果肥胖和自身形象能干扰性欲和性感受的话，那么可以说，在某些病例中2型糖尿病使性功能障碍的发生率变高了。在2型糖尿病的妇女中，肥胖程度越严重身体耐力就越差，达到为性高潮所需要的心血管状况的能力也越差。减少体重不仅能改善血糖和血压，也能改善胰岛素的抵抗性、减轻糖尿病妇女肺功能的负担。

（5）糖尿病女性性功能障碍的因素之五：**经前期综合征**

尽管经前期综合征对于糖尿病女性来说并不常见，但月经周期中的黄体期（从排卵至下次月经的开始）对血糖的水平有影响。血糖过高或过低都会影响性功能。

糖尿病患者朋友，如果你在身体健康检查时发现了血糖高，并确诊为糖尿病时不要惊慌，要在正规糖尿病专科医院按部就班地治疗，首先要控制好血糖，这是保住健康和控制并发症发生的根本。

二、糖尿病并发性功能障碍的防治

1. 糖尿病患者性功能障碍切忌盲目乱治

性功能障碍是指不能进行正常的夫妻性生活，或在正常的夫妻性生活中不能获得满足而言。性功能障碍发生的原因有很多，性功能障碍多数都没有器质性病变，也就是说性器官没有异常或病变，而是因为心理因素造成的。

其实，所谓的性功能障碍，对男性来说，就是指没有或不能完成正常夫妻性生活的能力。男性性功能障碍最多见的是阴茎勃起和射精异常，那么治疗男性性功能障碍要及时，并且找到真正的原因，有针对性的治疗性

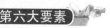

功能障碍，切忌盲目乱治。

男性性功能是一个复杂的生理组合，涉及各方面，诸如神经、精神因素、内分泌功能、性器官等，其中大脑皮质的性条件反射起着尤为重要的主导作用。由此可见，引起男性性功能障碍的原因亦是多方面的，总体上可分为功能性性功能障碍和器质性性功能障碍两大类，前者占性功能障碍的绝大多数，而后者颇为少见。

治疗性功能障碍正确检查诊断很重要，一般检查包括：一般状况、心血管、神经系统、及泌尿生殖系统检查等；化验检查包括血尿常规、血糖、血脂、肝、肾功能、内分泌激素及前列腺液等；特殊检查包括：夜间阴茎胀大试验、阴茎动脉血压指数、阴茎海绵体注射血管活性药物试验、彩色双功能超声、海绵体造影、测压及勃起神经功能检测等。

2. 自我减压

生活中不要给自己太大的压力，保持轻松乐观的心态，并且养成良好的生活习惯，这样有助于防止性功能障碍的发生。如果出现了性功能障碍，应该及时采取措施，找准病因，对症治疗。如果你对于性功能障碍还有什么疑问，随时咨询男科性学专家。

3. 怎样预防和调治糖尿病并发性功能障碍

性功能障碍的出现，使患者和其配偶无法享受性生活。这不但困扰着患者的身心健康，使患者心情苦闷、情绪压抑，甚至丧失生活激情、消极萎靡，更关系到两性的和谐与幸福。严重的还可能会导致婚姻破裂。

调查显示，糖尿病患者多数存在着性功能障碍，如没有积极诊治寻求改善，则很可能会导致不可逆转的危害，随着时间的推移，可能发展为永久性的性功能障碍。

糖尿病性功能障碍发病率相当高，据统计可占糖尿病患者的10%以上。性功能障碍的发生是一个较为漫长的过程，是可以预防的，对出现性功能障碍的患者及早治疗和加强保健预防至关重要。预防性功能障碍，从基础预防开始：

（1）严格控制血糖、血脂和血压，要坚持不懈。

（2）消除烦恼忧伤、消除顾虑，不应长期背上精神负担，及时放松与调整紧张心态，缓和与消除焦虑不安的情绪。做一些自己喜欢的事情，保持心情舒畅。

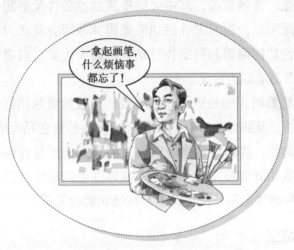

放松

（3）积极参加体育锻炼，坚持适合自己的体育锻炼和户外活动，将对你有益。坚持日常运动，可调节紧张的脑力劳动或神经体液失常。保持有规律的生活、充足的睡眠。

（4）避免不良生活习惯、避免不健康的饮食习惯，减少应酬，避免酗酒，控制饮食，充分认识到戒烟的重要性和必要性。

（5）对于器质性阳痿的治疗方法有许多种，每个患者应根据自己的情况和配偶的需求进行选择。常用的方法有：阴茎内药物注射法、真空泵法、阴茎修复手术等等。

（6）糖尿病性功能障碍患者可以通过饮食、运动及药物共同作用来治疗，降糖药一定要在医生的建议下服用，以免因误服而加重阳痿的病情。特别提醒的是，在治疗糖尿病女性的性功能障碍中，控制血糖和治疗抑郁症应该同时进行。

无论是心理性性功能障碍，还是器质性性功能障碍，最为重要的是将血糖控制在正常生理水平上，在此基础上治疗才能有效。

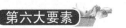

三、糖尿病患者的性生活

1. 糖尿病患者发现性功能不正常要及时去看医生

男性糖尿病患者阳痿的症状随着糖尿病的病情加重，病程的延长而逐渐加重。初期在血糖控制不理想的情况下，患者可有正常性欲、可以射精并存在有性高潮，仅有阴茎勃起不坚的症状，随着糖尿病病程的延长，可逐渐发展成完全性阳痿。约 1%~2% 糖尿病患者会发生逆行射精，即性高潮时精液不从尿道外口射出，而是逆流到膀胱，这与患者支配膀胱颈的神经受损害有关系，射精时本应处于闭合状态的膀胱颈变为开放。

阳痿是男性糖尿病较早期的症状之一，如果平时身体健康的人现在有阳痿现象发生时，应该去医院进行有关性功能原因检查，其中包括血糖检查。如果证实患有糖尿病，必须积极治疗，认真控制饮食、有规律地应用降糖药物及体育锻炼，在糖尿病得到控制，阳痿症状也可获得改善。如经过治疗糖尿病已经得到控制而性欲仍未恢复，可能与精神因素有关，此时妻子应给予配合和安慰以缓解患者的焦虑情绪。如病程过久，阳痿已属器质性（不仅在性交时，就是在清晨时也无阴茎勃起现象）应去医院请男科医生帮助你。

女性糖尿病患者早期时性欲仍可存在，性兴奋阶段正常，但性高潮丧失者比较多见。病程长者由于神经病变严重，容易发生阴道干燥、阴道炎等影响性生活。如出现萎缩性阴道炎时要彻底治疗，可适当口服雌性激素，如尼尔雌醇片等，也可用阴道润滑剂保护阴道黏膜。糖尿病妇女如果怀孕，必须到医院请医生做全面、详细的孕前和产前检查，了解目前糖尿病的严重程度，以确定能否可以怀孕以及分娩的时间、方式等。若糖尿病孕妇伴有肾病、冠状动脉粥样硬化、眼底增殖性视网膜病变时，则应早期中止妊娠，如果伴有高血压，最好也要中止妊娠，以免影响母子健康。

糖尿病患者可以进行正常的性生活。如已有较重并发症，尤其是心、脑、肾受到损害时，性生活宜节制，不宜频繁，情绪不宜激动。

2. 糖尿病患者性生活要预防低血糖

性交活动与体力活动或运动十分相似。根据体力消耗的程度，它会耗去 600 千卡的热量。在进行性生活时，一定要做好充分的准备，以免发生低血糖。如果在开始性生活之前你的血糖水平正常或偏低，而在性交进程中又耗去了不小数量的热量，你就容易出现低血糖。一定要意识到，在性交之后，就像在其他任何体育活动之后一样，需要吃一次糖类零食。此外，许多患糖尿病的人还患有血液循环性疾病，因此，你要请医生确认一下你的身体是否能承受性交所需要的那种活动强度。

3. 糖尿病患者性生活出现低血糖的急救

性交活动结束后如出现发抖、神经过敏、出汗、易怒、急躁、寒战、湿滑、心动过速、焦虑、头晕、饥饿、嗜睡、愤怒、性情顽固、情绪悲哀、缺乏协调、视力模糊、口唇或舌头有麻木或麻刺感、做恶梦、睡眠中哭醒、行为怪异、意识模糊、妄想和失去知觉，这就是低血糖发生了，爱人要及时采取措施，包括呼叫 120 急救。

如果你在使用胰岛素泵，在性生活期间应把它取下来，以免让血糖水平降得太低。取下多长时间比较安全要视取下之后的活动强度大小而定。最保险的办法是测血糖。

性生活之后血糖水平多高自己应在平时掌握，这对你来说比较安全（尤其是性交后马上要睡觉）。如果你在睡觉前进行性交，你还需要减少夜间这次胰岛素的剂量。

如果你出现了严重低血糖反应的症状，需要由你的伴侣给你注射胰高血糖素，或者为你寻求急症救护。平时，一定要让你的伴侣知道严重低血糖的症状，以及如何应用胰高血糖素急救。

❀ **重要提示** ❀

任何体力活动，包括性交，都会在事后几小时之内有诱发低血糖的可能，要警惕！

第七大要素 **7**

糖尿病患者的
心理健康

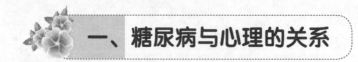

一、糖尿病与心理的关系

1. 糖尿病患者常见的心理表现

糖尿病与心理因素密切相关，如压抑、焦虑、精神紧张、悲观等都会直接或间接引起血糖的波动，所以糖尿病患者出现以上的心理变化，要及时解决，树立战胜疾病的信心对糖尿病患者恢复正常生活至关重要。不同年龄段糖尿病患者的心理改变也不一样。

（1）青少年对疾病的反应较强烈，他们往往不愿正视现实、不愿规规矩矩地治疗。在行为上表现为易怒、脾气暴躁，有的急于求成、不遵医嘱、过量服药，也有的自暴自弃，产生悲观心理，对前途流露出渺茫感，破罐子破摔甚至产生轻生行为。也有一部分人为了上学、求职，为了不受社会的鄙视，不得不把自己的病情隐瞒起来，造成精神和心理的巨大压力。

（2）青、中年人正是干事业，出成绩的黄金时间，常常对疾病抱无所谓的态度，即使想去看医生、服药，但工作一忙就什么都忘了。有的人患了糖尿病后，比较忧郁，认为疾病给家庭带来许多困难，给事业带来一定损失，牵挂家人和工作的责任感，使患者考虑过多。40～60岁的人身体正处于"多事之秋"，生理和心理都有很大的变化，男性往往对身边发生的各种事情比较敏感，多疑虑，焦虑紧张；女性更年期则出现下丘脑、垂体、肾上腺等内分泌的平衡失调，自主神经功能紊乱，出现阵发性全身发热、头痛眩晕、心悸胸闷、手足出汗、关节疼痛等表现。生理的变化和身体的不适可引起情绪不稳、焦虑加重、多疑、抑郁、爱争吵、易冲动等心理反应。

（3）老年人的心理特点表现为离退休后有一种失落感，茫然的空虚感，再加上病魔缠身，便会产生情绪颓废、孤独无望的病态心理。

2. 不良情绪可能导致糖尿病

科学研究发现，生活紧张，工作节奏快，整天把心弦绷得紧紧的人容易得糖尿病。科学研究还发现，不良情绪和精神因素是导致糖尿病发病的一个重要因素。

患糖尿病的人都知道，糖尿病的根源在于胰岛素的分泌不足或相对不足，它分泌的多少除了受有关内分泌和血糖等因素的影响之外，还直接受自主神经功能的影响。自主神经最高中枢在大脑的边缘系统，包括大脑边缘叶、脑干、杏仁核、丘脑下部等。人的心情主要受大脑边缘系统的调节，大脑边缘系统有调节内分泌和自主神经的功能，因而心理因素可通过大脑边缘系统和自主神经影响胰岛素的分泌。

当人处于紧张、焦虑、惊吓或恐惧等应激状态时，就会使对抗胰岛素的甲状腺素、肾上腺素等激素分泌量增多，交感神经的兴奋将直接作用于胰岛细胞，抑制胰岛素的分泌；同时，交感神经还能促进肾上腺素的分泌，使胰岛素的分泌、释放受到间接的抑制，从而减少胰岛素的分泌。如果这种不良的心理因素长期存在，则可能引起胰岛细胞的功能障碍，使胰岛素分泌不足的趋势日益严重进而导致糖尿病。最近还发现，人体在紧张时大脑皮层可分泌一种叫脑激肽的物质，可促使血糖升高，它可能也是诱发2型糖尿病的因素之一。

3. 糖尿病患者学会自己调整心理

糖尿病患者要有一颗平常心。对所有事情不急不躁，泰然处之。患了糖尿病固然不幸，但是糖尿病治疗得当，无异于正常人，这被无数的八、九十岁的糖尿病患者所证实。现代医疗技术如此发达，糖尿病为终身疾病这个难题迟早会被破译的。在快乐中度过一天，还是在苦闷中度过一天，两者都是一天，朋友你为什么不取前者呢！

二、心理健康的标准

为了验证成年男性、女性和儿童糖尿病患者是否存在心理障碍，提供如下正常男性、女性和儿童心理健康标准，以便自我对照、矫正。

1. 男性心理健康的八大标准

健康不仅仅包括身体的健康，也包括心理的健康。心理健康的定义为：凡对一切有益于心理健康的事件或活动作出积极反应的人，其心理便是健康的。心理健康其实是一种持续的心理状态，在这种状态下，当事人能够有良好的适应能力，具有生命的活力，并能发挥本身的能力和潜力。

男性心理健康有八个衡量标准，如果能在日常生活中，经常通过这个标准来衡量自己的言行，那你的心理一定是健康的。

（1）了解自己

有一个人永远跟我们生活在一起，这个人就是我们自己——自我。孔老夫子说过："知己者明，知人者智。"我们只有了解自己，接受自己，才有可能是幸福的，是健康的。了解自己的长处，我们会清楚自己的发展方向，了解自己的缺陷，我们才会少犯错误，避免去做一些自己力所不能及的事情。

（2）面对现实

日常生活中总是有不尽如人意的地方，我们可能正在遭遇着挫折和磨难，但是，我们只有先正视这一切，接受这一切，在此基础上，才有改变的可能性。只有认清现实，接受现实，脚踏实地，我们才能有更大的收获。

（3）善与人交

人生活在由他人构成的社会中，就像鱼生活在水中一样，离开了他人，离开他人的帮助，人将无法生存。有心理学家统计，人生 80% 左右的烦恼都与自己的人际环境有关。对别人吹毛求疵，动辄向他人发火，侵犯他人的利益，不注意人际交往的分寸，都将给自己带来无尽的烦恼。

（4）承担责任

除了襁褓中的婴儿之外，每个人都有自己的责任和工作。儿童要尊重父母，做自己力所能及的事，成年人要承担家庭和社会的重担，在工作中获得谋生的手段并得到承认和乐趣。所以，疾病给成人的打击不仅是生活上，而且是心理上的，它会使人丧失价值感，带来心理危机。能够勇敢地承担面对、从工作中得到乐趣的人，才是真正成熟、健康的人。

（5）控制情绪

情绪在心理健康中起着重要的作用。心理健康者经常能保持愉快、开朗、自信和满意的心情，善于从生活中寻求乐趣，对生活充满希望。反之，经常性的抑郁、愤怒、焦躁、嫉妒等则是心理不健康的标志。当一个人心

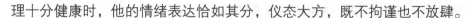

理十分健康时，他的情绪表达恰如其分，仪态大方，既不拘谨也不放肆。

（6）塑造人格

人格是人所有稳定心理特征的总和。心理健康的最终目标就是保持人格的完整性，培养出健全的人格。有一则印度谚语说："态度决定行为，行为决定习惯，习惯决定人格，人格决定命运"。我们的性格和命运正是由我们自己每时每刻的行动自我雕塑而成。

（7）有家有业

家和事业是成年男性责任与压力的源头。家庭的和睦与事业的成功绝非水火不容，它们的关系是相互促进的，家和万事兴，无力"齐家、修身"，恐怕也无力"治国、平天下"了。在处理好家庭和事业二者之间的关系时，更应具备一个健康的心态。

（8）取之有道

古人云："君子好财，取之有道"。一方面是说光明正大的增加收入，另一方面也可以说是以一个健康的心态对待自己的私欲，在嫉妒和眼红之外，以一颗平常心对待花花世界里的诱惑。"老天"总是会把机会给那些勤奋的人的。

2. 女性心理健康的七大标准

（1）智力正常

智力正常是人正常活动的最基本的心理条件，是心理健康首先应当考虑的标准。不论是民办卫生组织提出的国际疾病分类体系（ICD-9），还是中华医学会精神疾病分类，都把智力发育不全或阻滞视为一种心理障碍。

人的智力根据其发展水平，可分为超学、一般和落后。心理学家通常用智力测验来衡量人的智力发展水平。智力水平的高低用智商来表示。

一般来说，智商在 90～110 者为智力水平适中的人；智商超过 140 的人，表示才智出众；智商低于 70 者，表明智力低下，称为智力落后。

（2）善于调节与控制情绪

首先，要有合理的情绪反应。一定的外界客观刺激引起相应的情绪是情绪健康的标志之一。"人非草木，孰能无情"，如果一个人对一切变化都漠然视之，无动于衷，那就不正常，如果一个人受到挫折后反而高兴，受人尊重反应愤怒，这也是情绪不健康的表现。

其次，情绪随着客观情况的变化而转移。在正常情况下，引起情绪变化的因素消失以后，其情绪反应也应逐渐消失。其次，情绪稳定性好，具有调节控制自己的情绪以保持与周围环境的动态平衡的能力。如果一个女性的情绪经常很不稳定，变化莫测，与他人很难相处，这也是情绪不健康的表现。最后，心情愉快。心理健康的女性能经常保持愉快、开朗、自信、满足的心情，善于从生活中寻找乐趣，对生活充满希望。

（3）心理健康的意志标准

表现在意志的自觉性、果断性、坚持性和自制力等方面。意志的自觉性表现为人对自己的行动目的有正确的认识，并能够主动地支配自己的行动，以达到预期的目标。如果一个女性做事缺乏明确的目的，或者对目标朝令夕改，则是意志不健全的表现。

意志的果断是指一个人善于明辨是非，适时地当机立断采取决定并执行决定。果断性以有胆有识和勇敢的行为为特征。与果断性相反的是优柔寡断与草率从事。意志的坚持性是指一个人在执行决定时，能够坚持不懈，不达目的誓不罢休。自制力好，既有现实目标的坚定性又能克制干扰目标实现的愿望、动机、情绪和行为，不放纵，不任性。

对现实环境能适应和改造，是指有积极的处事态度，与社会广泛接触，对社会现状有较清晰正确的认识，心理行为顺应社会进步的趋势，勇于改造周围环境，以达到自我实现与对社会奉献的协调统一。

（4）人格的完善与健康

人格即个性，是指一个人的整个的精神面貌，即具有一定倾向性的心理特征的总和。气质、性格、能力和活动的倾向性方面的特征，如动机、兴趣、理想、信念都不存在明显的缺陷；具有清醒的自我意识，不产生自我同一性混乱；人格的各构成要素不是孤立存在的，是错综复杂交互联系，有机组织合成一个整体，对人的行为进行调节和控制的。

（5）自尊、自爱、自信、自强

是女性心理健康的标准。要看到自己的才华和能力，要有信心、敢于干事业。同时，妇女应当有主见，不要盲目顺从。

（6）心理表现符合年龄特征

人的一生要经历儿童、少年、青年、中年、老年等年龄阶段。人的心理发展既有连续性又有阶段性，表现出不同的年龄特征，这是一条规律。人的行为表现总起来说应该与年龄相符，如果出现严重的不相应状态，就是心理不健康的表现。

（7）有正确的人生观和价值观

当代妇女应当树立正确的人生观，以奉献为人生的最大乐趣，多向自己提出我究竟为社会、为国家、为别人贡献了多少的问题，而不要一味地只是埋怨社会、国家、别人给自己的太少。把贡献的多少作为衡量自己价值大小的标准，以奉献为乐趣的人，胸怀开阔，心底无私，笑口常开，这种精神境界是心理健康的重要标志。

3．中小学生心理健康的标准

（1）学习方面

①体现为学习的主体；②从学习中获得满足感；③从学习中增进体脑发展；④在学习中保持与现实环境的接触；⑤在学习中排除不必要的忧惧；⑥形成良好的学习习惯。

（2）人际关系方面

①能了解彼此的权利和义务；②能客观了解他人；③关心他人的要求；④诚心的赞美和善意的批评；⑤积极地沟通；⑥保持自身人格的完整性。

（3）自我方面

①善于正确地评价自我；②通过别人来认识自己；③及时而正确地归因能够达到自我认识的目的；④扩展自己的生活经验；⑤根据自身实际情况确立抱负水平；⑥具有自制力。

三、糖尿病患者心理障碍如何治疗

1．消除糖尿病患者对治疗的错误认识

有些糖尿病患者自从得了糖尿病之日起就提不起精神来，由于道听途说，或初诊医生对此病没有仔细讲明白，而是三言两语，患者只记住了医生说的："这种病不能治根，只能控制"的话，结果造成精神上极大的负

担，从而产生了"治不治都一样"的错误态度，使病情日益加重，却不知糖尿病如果治疗、控制得当，可以与常人无异的知识。还有的糖尿病患者，单纯的认为"药物是万能的，吃药就行了"，而不是对糖尿病进行整体治疗，包括心理治疗。

2. 糖尿病患者怎样进行心理治疗

糖尿病患者要怎么进行心理治疗呢？其实糖尿病并不可怕，只要我们摆正心态，我们就是胜利者！根据有糖尿病朋友几种病态心理，我开几张处方来帮你。

（1）怀疑和否认心理

患病早期，患者往往不能接受这一事实，持否认或怀疑的态度，怀疑医生诊断有误，否认自己患病，拒绝接受治疗，不注意饮食，或自认为得了糖尿病无非就是血糖高点儿，对身体无大碍，对疾病采取满不在乎的态度，导致病情进一步发展。

心理处方：这一阶段心理疏导十分关键，患者对"随他去"的错误的认知情绪一定要改变，接受现实，建立战胜疾病的信心和希望，耐住性子治疗，阅读有关糖尿病的书籍，掌握糖尿病患者应该了解的知识、了解高血糖的危害性和不及时治疗可能发生的并发症。认识糖尿病的发生发展过程，加强预防并发症，重视对饮食、运动及科学用药的认知，一定改变对疾病怀疑、拒绝治疗及满不在乎的心态。

（2）失望和无助感

患者一旦被确诊，将终身依赖外源胰岛素治疗，否则可能会导致危及生命的代谢紊乱。青少年处于求学、创业、恋爱的大好时光，他们得知没有根治的可能，常有一种愤怒的情感，加之必须终身控制饮食，更加重了愤怒的心理。他们感到被剥夺了生活的权利与自由，对生活失去信心，情绪低落，整日沉浸在悲伤的情绪中，情感脆弱，对治疗采取消极的态度。有些青少年还认为患病是父母遗传的结果，将愤怒的情绪针对父母。

心理处方：患者的父母要用亲切、诚恳的语言取得其信任，建立良好的亲情关系，给他们以信心。患者自己可用宣泄法使积聚在内心的忧伤、委屈及怒气发泄掉。方法：找一处僻静的地方，大喊大叫，诉说你心中无

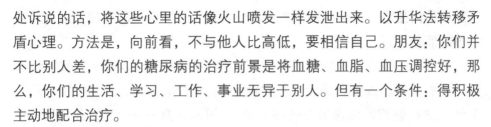

处诉说的话，将这些心里的话像火山喷发一样发泄出来。以升华法转移矛盾心理。方法是，向前看，不与他人比高低，要相信自己。朋友：你们并不比别人差，你们的糖尿病的治疗前景是将血糖、血脂、血压调控好，那么，你们的生活、学习、工作、事业无异于别人。但有一个条件：得积极主动地配合治疗。

（3）焦虑恐惧心理

糖尿病是一种难以治愈的终身性疾病，可能出现多种并发症，加之患者对糖尿病知识知之甚少并存在许多误解，因此产生焦虑、恐惧的心理，担心会影响自己的将来，惧怕死亡等。或对治疗过分关心，出现感觉过敏、精神高度紧张、失眠等。

心理处方：要耐心倾听专业医生的嘱咐，与好友要进行心与心的交流，找出焦虑、恐惧产生的原因，自己会掌握如何选择和控制食物，糖尿病患者要自己制定生活作息表，积极进行体育锻炼，转移其消极心境。自我调节情绪，学会做情绪的主人。患者要正视自己的病情，正确对待生活，照这样去做，你的恐惧、焦虑情绪基本上就消失了。

（4）自责自罪心理

患者患病不能照顾家庭，长年治疗又需要大量金钱，造成家庭经济拮据而感到自责内疚，认为自己成了家庭的累赘。

心理处方：目前糖尿病虽然不能根治，但合理地控制饮食，适当地运动，科学地用药，良好的情绪，很好地控制病情，就能像健康人一样工作、学习和生活。在我国有优越的医疗条件和先进的社会制度，糖尿病患者的困难有人帮助、病有人理解，花费有医疗保险，用不着产生心理负担，但患者要调适不良心态，增强自我保护意识。

（5）悲观心理

患病时间长，并发症多且重，治疗效果不佳的患者，对治疗产生对立情绪，认为无药可医，迟早都是死，自暴自弃，不配合治疗。对医护人员不信任，表现出冷漠、无动于衷的态度。

心理处方：对这类患者首先用温和的语言、熟练的操作、丰富的医疗护理取得其信赖，主动与患者谈心，合理提供治疗信息，对病情变化、检验结果主动向其做科学的、保护性的解释，帮助患者重新树立治疗信心。

用正确的人生观、社会观感染患者，促使患者克服悲观的心理，增强战胜病魔的信心。

笔者有一位患糖尿病的朋友，长时间没有见面，这次相见，只见他满脸洋溢着幸福，虽然已经七十六岁的高龄，但声音洪亮，行动敏捷。问他为什么这样健康？他说出三句顺口溜："用药认真——治、饮食合理——控、锻炼身体——玩"——他掌握了糖尿病保健的真谛。

 心理学小知识 **宣泄法：**

> 宣泄法最常用的有"身体运动宣泄法"和"哭诉宣泄法"两种。"身体宣泄法"是通过体育运动或体力劳动的方式来使不良情绪得到宣泄。譬如散步、爬山、跑步、或用体力劳动（如劈柴、用力挖地）、击打沙袋等方式来宣泄自己心中的怨气。也有人表现用大哭或向亲人哭诉自己心中的委屈，得到劝解、安慰。但不论用哪种宣泄方式，都要注意自己和他人的安全。

3. 儿童糖尿病患者的心理保健

儿童1型糖尿病是一种终身性的疾病，由于胰岛素的缺乏而引起体内血糖增高，长期高血糖可造成对心、肾、眼睛等重要器官的损害。目前公认的治疗方法，是以在维持患者基础胰岛素水平的前提下，给予餐前注射外源性胰岛素为主，同时配合计划饮食、适当的体育运动及家庭监测，把血糖控制到正常或接近正常的水平。但治疗中还有一个重要的环节是不能忽视的，那就是糖尿病儿童的心理治疗。

当一个前程似锦，求知欲旺盛的孩子得知糖尿病将终身伴随自己时，心情是很复杂的。沉重的打击使病儿极易产生矛盾、消极心理，例如情绪低落、焦虑、恐惧、孤独、易伤感等，乃至认为前途渺茫，而自暴自弃，不配合治疗。有些家长的紧张心情甚至比孩子更有过之，终日担心、害怕、不知所措、到处投医。家庭的这种紧张气氛，更加重了病儿不良的心理影响。

有人曾对 205 名 6～17 岁 1 型糖尿病青少年儿童，以问卷调查的方式，进行行为问题的流行病学调查，发现有 41 人存在着行为问题，检出率为 20%，而 619 例健康对照组的行为问题检出率仅为 8.2%，两者比较有很大的差别。行为问题的表现除了疾病早期的适应性障碍以外，社交退缩、交往不良、抑郁和焦虑是主要的心理障碍表现。调查资料说明 1 型糖尿病儿童、青少年，是发生行为问题的高危人群，需要给予足够的重视。而这些心理问题又会影响糖尿病的病情控制，从而形成一种恶性循环。但是要想打破这个恶性循环，仅凭药物是远远不够的，还必须与积极、有效的心理干预及社会支持相结合，才能使糖尿病儿童能像正常儿童一样健康成长。

由于患儿的严重的心理障碍造成病情的反复及不稳定，给治疗带来很多困难。例如，有一个刚出院不久的糖尿病患儿，家庭记录认真，每天血糖监测比较稳定，尿糖定性基本在 −～± 之间。但一到来医院复查的日子，血糖就增高、尿糖变为 +++。究其原因，是由于这个儿童糖尿病患者担心复查的结果不正常，出现精神紧张，而这种紧张心情不可避免地引起神经−内分泌功能的变化，导致体内升糖激素分泌过多。

糖尿病患儿本身由于胰岛素 B 细胞的功能被破坏，不能相应的增加胰岛素的分泌来调节这种内环境的失衡，致使代谢失去控制、血糖增高、尿糖增加，甚至出现酮尿症。

作为家长和医生不仅是指导饮食及调整胰岛素的用量和方法，重要的是通过与患儿的亲切交流，了解患儿的心理状态，使其感到医生和父母是帮助他（她）战胜疾病可信赖的人，良好的医患和家庭关系是解除患儿忧虑的特效良方。在解除患儿及家长的顾虑，提高对疾病认识的基础上，使他（她）们逐步树立战胜疾病的信心。

4. 还糖尿病儿童以童心

通过组织糖尿病儿童夏令营及家长联谊会活动，集中讲糖尿病治疗和预防并发症知识，结合平时对糖尿病儿童发现的问题，有针对性地深入浅出的讲解，使糖尿病患儿对自身疾病逐步加深认识，并学会自我管理的本领。鼓励患儿积极参加集体活动，组织参观名胜古迹，游览祖国的大好河山和野餐等活动，工作人员与患儿共同生活，有机会更多地了解每个患儿的心理状态，使心理治疗能更有效的进行。在这种活动中，新老患儿互相交流交朋友，把自己融入集体大家庭，感受到集体的温暖，交流如何控制好病情和战胜糖尿病的体会，互相鼓励，使患儿不再感到孤单，从而增强了战胜疾病的信心。事实证明，不少患儿自患病以来初次参加这类集体活动，通过参加这些活动后，不仅使患儿开阔了眼界，增长了知识，还享受到了生活的乐趣。更重要的是，使他（她）们体会到自己也能像其他小朋友一样能参加丰富多彩的课外活动，也能像正常健康儿童一样生活。

5. 老年糖尿病患者的心理保健

老年糖尿病系指在老年期发病和中青年发病而进展至老年期的代谢内分泌疾病。随着经济的发展，人们生活水平的提高和人均寿限的增长，老年糖尿病的患病率也迅速增加。糖尿病作为一种多因性疾病，其发病原因相当复杂，许多研究表明其在发病中，既有非常明显的生物学原因，同时又有十分突出的心理社会原因。在临床症状方面，既有躯体症状，也有心理症状。因此，老年糖尿病的治疗原则除了内分泌整体治疗外，还需要辅以消除心理障碍症状，维持疗效稳定，促进健康，减少复发及并发症为目标的心理干预。

心理干预方法：应用支持性心理治疗对患者一些不正确认知进行纠正。一个好的心理医生应该是热情、诚恳、耐心地，首先要听取患者的倾诉，再结合心理测试的结果，充分地了解患者，同情和关怀患者，取得患者的信任和合作。恰当介绍老年糖尿病有关知识，特别是行为因素对老年糖尿病的不良影响及其矫正。分析患者的现实思维活动、情绪变化，给予疏导、安慰、鼓励、帮助，用乐观的鼓励性语言肯定病情好转的现象，帮助患者稳妥地处理疾病过程中出现的各种心理社会问题。患者要面对现实，承认患病的事实，听心理医生的科学分析，消除疑虑，保持情绪稳定，增强适应能力，建立正确地认知，树立战胜疾病的信心。

糖尿病是身心性的疾病，通过适当的心理疏导，对糖尿病患者疾病的治疗和并发症的预防都有非常重要的作用，因此要特别重视心理治疗。

目前，有一种细胞渗透修复治疗方法。该疗法是使用一类具有自我复制能力的多潜能细胞—干细胞，在一定条件下，它可以分化成多种功能细胞。细胞渗透修复疗法可用于治疗各种细胞损伤性疾病，糖尿病就是一个很好的例子，由于分泌胰岛素的胰岛乙细胞受损，所以胰岛素量分泌不足，血糖持续升高，长此以往病情得不到控制，就会导致各系统器官的功能紊乱，随之各种并发症相继产生。细胞渗透修复疗法可以修复受损的胰岛乙细胞，恢复胰岛功能，使之正常分泌胰岛素，进而康复糖尿病。

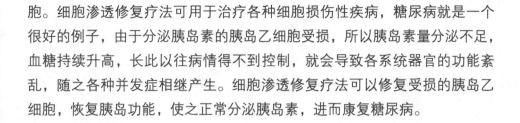

★ **医生给你信心** ★

工作需要多一点勤劳、生活需要多一点快乐、爱情需要多一点甜蜜、友情需要多一点联系、对治疗医生多一点信任、自己就能多一点健康。

第八大要素 **8**

血糖自我监控

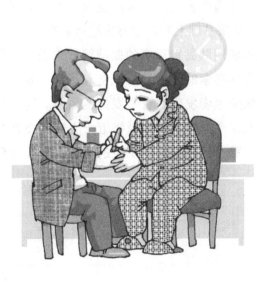

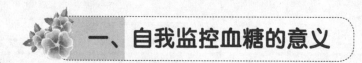

一、自我监控血糖的意义

1. 随时监测血糖指导治疗

血糖自我监测是一种让糖尿病患者自己能及时了解身体状况和病情十分有效的方法，监测血糖对于控制糖尿病、防止并发症的发生，提高糖尿病患者的生活质量是十分重要的。实施血糖监测可以更好的掌控自身的血糖变化，对生活规律，活动，运动，饮食以及合理用药都具有指导意义，并可以帮助患者随时发现问题，及时到医院就医，指导对治疗方案的调整，改善治疗状况。

2. 监测血糖早期发现并发症

糖尿病并发症发生的初期，症状并不明显，隐匿性强，当症状明显时，病情已经很严重了。所以实时血糖监测可以降低糖尿病并发症的风险，早期发现以便于对并发症的早期防治。

3. 监测血糖要坚持不懈

糖尿病患者自我血糖监测，是监视血糖高低和控制糖尿病并发症中的一种重要的措施。糖尿病患者在家中采用便携式的血糖仪监测自己血糖的波动情况，在此测量结果基础上对治疗方案进行调整。

自我血糖监测对使用胰岛素患者的血糖管理中是必不可少的，根据血糖监测的数值来决定胰岛素的注射量、饮食和运动。要强化血糖控制，其益处是显著降低糖尿病患者发生血管并发症的风险。同时血糖监测也提示监测目的不仅是要发现高血糖，而且越接近于正常的血糖控制的时候，越要注意留心观察低血糖。根据低血糖发生的情况来调整治疗剂量，对监测血糖要坚持不懈。

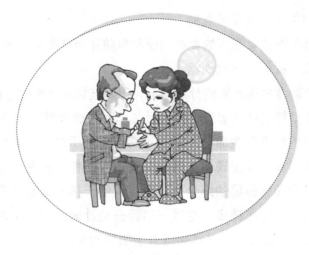

自我监测

二、糖尿病患者血糖监测的方法

1. 分段监测血糖的意义

（1）监测早起空腹血糖

代表基础胰岛素分泌的情况，及头一天晚间用药是否可以控制血糖到次日的清晨。

空腹血糖间接反映在没有应激因素存在的情况下，机体自身的基础胰岛素分泌水平；空腹血糖还可体现降糖药的远期疗效，对于长期使用降糖药的患者来说，空腹血糖的良好控制有重要意义。这里所说的空腹血糖是指禁食8~12小时后的血糖，即清晨空腹状态下的血糖，午餐和晚餐前的"空腹"则不在此列。这是因为血糖受多种因素的影响，清晨空腹检查时能较大程度地排除这些影响，反映真实病情。

测空腹血糖最好在清晨6：00-8：00取血，采血前不用降糖药、不吃早餐、不运动。需注射胰岛素的患者，由于自身胰岛素水平可能较低，血糖受胰岛素拮抗激素影响明显，故早上8：00以后血糖值越来越高，8：00以后所测的血糖值就不能真实反映治疗效果了。而用口服降糖药的2型糖尿病患者这种影响就较小，其早上8：00的空腹血糖与6：00的相差并不多。

（2）监测午餐、晚餐前血糖

可指导患者调整要吃入的食物的量和餐前注射胰岛素的量。

（3）监测三餐后2小时血糖

代表进食刺激后胰岛素的分泌情况，以及药物与饮食治疗的情况。

对多数2型糖尿病患者来说，餐后2小时血糖有时比空腹血糖更重要，因为这种类型的患者空腹血糖可能并不高，但由于其胰岛素分泌功能已经受损，受高糖刺激后反应较差，而出现餐后高血糖。餐后2小时血糖还可以反映控制饮食和服药后的综合治疗效果，便于指导饮食和药物治疗。应注意，测餐后2小时血糖应从吃第一口饭开始计时到满2小时为止，有些人从吃完饭后才开始计时，其结果就有了明显的差别。

（4）监测睡前血糖

防止出现夜间低血糖或清晨空腹高血糖。

如出现空腹高血糖的情况，应监测夜间的血糖。另外，在下列特殊情况下要加强血糖监测以更好地了解自身情况：

①经常血糖过高或过低；

②怀孕或计划生育的女性；

③患病期间；

④日常生活有所改变，如旅行、运动、饮食习惯的改变等；

⑤当医务人员调整药物的时候。

总之，血糖自我监测是糖尿病患者达到治疗目标的关键，原则上强化治疗时每天要多测几个点的血糖，以便及时调整治疗。一般治疗情况下只要定期监测空腹和餐后2小时血糖和糖化血红蛋白，即可指导治疗。患糖尿病的朋友，你只要按时正确的监测血糖，认真根据监测数据进行自我管理，你就能拥有和正常人一样的美好生活和健康。

2. 糖尿病患者整体监测的意义

糖尿病患者除了监测血糖之外，还要注意对以下的指标进行监测：

（1）血压、体重监测

每周1次，根据需要可以加测。如高血压患者口服降压药物治疗时，应每日早、晚各测血压一次；实施减肥计划的患者，应每日测体重。

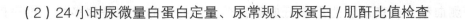

（2）24小时尿微量白蛋白定量、尿常规、尿蛋白/肌酐比值检查

对糖尿病患者的肾功能判断有意义。需每半年或一年化验一次，如果有微量白蛋白尿出现，治疗中应该按医生的意见3~6个月检查一次并做好记录。

（3）糖化血红蛋白检查

反映近3个月的平均血糖水平，所以要求每3个月化验1次并记录。

（4）血生化指标监测

一般包括肝功、肾功、空腹血糖、总胆固醇、甘油三酯、高密度和低密度脂蛋白胆固醇等，每半年化验一次。有血脂紊乱，服用调脂药的患者，要按医生的嘱咐2~3个月复查一次以观察疗效，便于医生及时为你调整用药及用药的剂量。

（5）眼底检查及心电图检查

每年一次。有视网膜病变及心脏疾患的患者要遵从医嘱。

（6）足部并发症筛查

每年一次。另外，动态血压、动态心电图、动态血糖监测必要时在医生建议下进行，每次检查的结果报告记录在"家庭病志"中。

3. 糖尿病患者为何在家和住院测的血糖值不一样

有的糖尿病患者住院期间和回家后，药还是那个药，药量和住院时一样，但奇怪的是，回家再测量血糖值怎么就与住院时测的结果不一样了呢？这是因为患者回家吃的饭跟医院不同，情绪也改变了，血糖波动是必然的，因此必须注意监测血糖变化，对治疗进行相应的调整。

住院期间，由于都是病情较重或新诊断的患者，医生为了全面掌握病情，往往一天查5~6次血糖，分别选择空腹时、三餐后、睡觉前，有时还需要查凌晨1点的血糖。

患者回家后，没必要查得这么勤，若病情不稳定，一周要选两天测全套血糖，即测空腹、三餐后及睡前血糖，其中空腹、早餐后2小时、睡前三个点的血糖必须测。如果病情稳定下来，一周测一天就可以了。

对于刚刚用上胰岛素或磺脲类药的患者，血糖一定要勤测。因为这两类药降糖幅度大、速度快，因此测血糖绝不能偷懒。由于不注意监测血糖，用药后发生严重低血糖甚至昏迷的沉痛教训是很多的，糖尿病专科医生对低血糖反应是相当重视的，因为他（她）们经历过沉痛的教训。

专科医生提醒你，生活习惯发生变化，如出差、熬夜、参加宴会等，测血糖的次数一定要增加。在身体出现异常状况时，如心绞痛、怀孕等，也要增加自测频率。

条件实在有限的糖尿病患者，应至少保证每周测一次空腹血糖和早餐后2小时血糖。如若一个月甚至更长时间才测一次血糖，基本上等于没查。

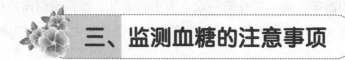

三、监测血糖的注意事项

1. 特殊的情况下要随时监测血糖

糖尿病患者的血糖受气候、外伤、手术、感染发热、严重的精神创伤、呕吐、失眠、生气、劳累等原因的影响，用过一段时间药，还要进行对用药量的调剂。所以在特殊情况下要监测血糖。

2. 糖尿病患者多长时间监测一次血糖

糖尿病患者要进行自我监测与管理，首先要观察自己的身体健康情况，如糖尿病的"三多一少"（吃得多、喝得多、尿得多、体重减少）症状、是否有不可缓解的疲乏，还要定期检查心脏的状态、节律，下肢有无水肿，眼底是否有问题，是否有皮肤溃疡等。

一些化验指标可以帮助糖尿病患者更好地监测自己的情况，其中有些患者自己在家就可以做，如测血糖，这是糖尿病患者自我管理的重要手段。通过血糖监测了解血糖浓度，可以帮助你随时调整饮食、运动量和判断治疗效果。病情比较稳定、血糖控制比较好的糖尿病患者，一个月可以监测5到7次，其中包括空腹血糖、三餐后的餐后两小时血糖、夜间血糖，每次监测一种血糖就可以了，如第一次监测空腹血糖，隔几天后再监测早餐后血糖，再隔几天监测午餐后血糖……。

血糖不容易控制的1型糖尿病患者，或是胰岛功能差的2型糖尿病患者，则要增加监测次数，有的甚至需要每天监测4到8次，如在三餐前、三餐后两小时、睡前、夜间一两点钟。病情稳定后可以逐渐减少测定的次数，一般一周测定 4 到 8 次。

除了自我监测血糖外，了解自己的血压情况对于糖尿病是否对自己造成损害也非常重要。因为糖尿病患者很容易血压升高，进而对心血管、心脏造成损害。对于糖尿病患者来说，正常血压值为 130/85 毫米汞柱。不过值得注意的是，电子血压计有一定误差，测量效果不如水银柱血压计。为了随时监测血压方便，建议糖尿病患者用水银柱血压计测量血压。测量血压一学就会。

3. 早晨空腹血糖要在用药前测

有的糖尿病患者平常坚持每天早起后在早餐前服用降糖药物，因此即使要测空腹血糖，也习惯了早起按时吃药。然而这会影响血糖值，因此空腹测血糖前，千万不要吃药或打针。

此外，糖尿病患者在复查血糖的日子里还要注意保持一贯的生活和服药习惯，不要故意少吃东西或不吃降糖药，这也都会导致检测结果不准确，影响到患者的治疗。检测的前一天晚上 10 点后最好不吃不喝，晚餐也别吃太油腻的食物。

4. 运动前不测血糖有危险

除了饮食控制之外，糖尿病患者的运动疗法也很重要。患有糖尿病的人都知道，每天要适当运动，对自己的血糖控制有利，但却忽略了在运动前对血糖的监测。事实上，血糖低是不宜运动的，否则可能晕倒。

5. 女性糖尿病患者例假期要测血糖

血糖控制要个体化。不同人群、不同年龄、不同性别对血糖控制的需求都是不一样的，有女性糖尿病患者在月经来潮的特殊时候，控制血糖往往不甚理想，这就要对血糖加强监测了。

女性糖尿病患者在每个月的例假期间往往容易出现饮食减少或饮食增加，再加上身体虚弱，抵抗力下降，基础代谢率发生改变等原因，很容易出现血糖波动，专家提示你，对于特殊时期的血糖控制，应该注意加测血糖，尤其是当月经期习惯性的出现血糖控制异常的现象的患者，更应该加强记录的习惯，总结找出适合自己的血糖用药规律来。

6. 什么情况下不能用家用血糖仪测血糖

家用血糖仪是在指尖采血，测的是毛细血管血糖。这种监测是有一定局限性的，当血糖超过 13.3 或低于 1.1 时，这种血糖仪就不能显示数字了，而是显示代表过高（读数出现"HIGH"）或过低（读数出现"LOW"），这个时候就不能用血糖仪测血糖了。尤其是当患者的血糖值过高，甚至家用血糖仪不能读数时，情况就比较危险了，因此要尽快到医院取静脉血进行检测，必要时还要查酮体，及时进行治疗。在血糖仪的使用上，首先要学会如何操作，避免操作不当导致测定结果不准确，浪费试纸。

7. 什么叫动态血糖监测

动态血糖监测系统，是预先在患者体内置入血糖感受芯片，自动收集数百个血糖信息（包括夜间），准确、全面地反映患者昼夜血糖变化规律。缺点是测试系统的血糖探针必须埋在皮下，患者在监测期间不能做剧烈运动并且不能为大多数糖尿病患者所接受。

8. 什么样的糖尿病患者才需要做动态血糖监测

（1）血糖控制不佳，需要根据血糖谱制订、评估和调整治疗方案者；

（2）需要排除隐匿性低血糖或高血糖者；

（3）怀疑有"黎明现象"（清晨血糖升高）者；

（4）怀疑有 Somogyi 现象（夜间低血糖，清晨血糖反应性升高）者；

（5）新发糖尿病患者；

（6）妊娠糖尿病患者；

目前，国内各大医院的内分泌科已陆续开展了动态血糖监测项目，做一次的费用较贵，时间 3 天。

9. 加强对低血糖监控

近年来，糖尿病患者低血糖发生率增加，由以下原因所致，必须加强对血糖的监控。

（1）胰岛素使用不当

胰岛素剂量过大，或血糖降低未及时调低剂量，易发生低血糖，1 型糖尿病多见。胰岛素使用后未及时进食，也是低血糖发生的常见原因。

（2）口服降糖药物使用不当或过量

常见磺脲类口服降糖药量过大，优降糖尤为多见，多见于2型糖尿病的老年患者。

（3）食物摄入不足

胃纳差，腹泻，呕吐时未及时减少降糖药的剂量。

（4）过量运动（时间过长、突然），运动量较平时大，如外出、大扫除、搬运、热水浴而未及时加餐。

（5）肾功能减退，导致对胰岛素和降糖药物清除率降低。

（6）饮酒过量会导致低血糖。

（7）肾上腺、甲状腺或垂体功能衰竭。

（8）同时应用心得安、阿司匹林、磺胺或抗抑郁剂等。

（9）注意低、高血糖均能引起饥饿感反应。有糖尿病的人，当感到饥饿明显时，首先想到的是发生了低血糖，然后立即食用糖果。其实，饥饿并不一定是因低血糖引起，高血糖也可使患者产生饥饿感。因此，当出现饥饿感时，要及时监测血糖，判定一下自己的血糖是高了还是低了，以便得到正确的治疗。为何高血糖也会使人产生饥饿感呢？

首先我们先了解低血糖如何引发饥饿感。健康人在进食后血糖升高是血糖刺激了负责饥饿和饱感的下丘脑，使人产生饱感。当发生低血糖后，下丘脑得不到足够的糖供应，就产生了饥饿感，所以高血糖也会引起饥饿感。原因是患了糖尿病后，由于胰岛素缺乏或胰岛素抵抗，导致血糖不能进入细胞内，血糖虽然升高，但细胞内却缺乏糖，由此出现"细胞饥饿"，而产生饥饿感。

因此，建议出现饥饿感时应先监测血糖，如果是高血糖引起的饥饿感患者再大量进食，会使血糖升高更多。

10. 糖尿病患者感冒后要测血糖

糖尿病患者以中老年人为主，本身这个年龄的人抵抗力就低，如果血糖再控制不好，就容易在流感季节受到病毒的侵犯。一般来说，平时血糖控制好的糖尿病患者患了感冒，病情一般不会加重，如果平时糖尿病治疗不规范，血糖波动很大，再感冒就相当于双重打击，一方面感冒不容易好，容易继发细菌感染。

首先，糖尿病患者一旦感冒，要增加血糖监测次数，特别是打胰岛素的患者。在空腹、饭前、饭后、夜间等时间点都应该检测。

其次，如果能进食，尽量不减少饭量，以免血糖波动。如果吃干饭消化不好，可以改为粥、甜水等来代替。如果完全不能进食，要去医院治疗。

再次，服用口服降糖药的患者，如果有食欲下降、恶心、呕吐等消化道症状，先把二甲双胍、阿卡波糖停掉，改用其他降糖药，因为这两种药有消化道副作用。如果食量下降，血糖监测显示血糖下降，药物应减量。发热后血糖会升高，降糖药则应加量。如果出现高热，或发热3天以上，要去医院治疗，在医生的指导下改为胰岛素治疗。

对于使用胰岛素的患者，如果因为饭量下降，餐后血糖下降，应该减少餐前胰岛素注射剂量，基础胰岛素剂量保持不变。如果因为发热等应激状况，导致空腹血糖升高，应该增加基础胰岛素的剂量，如需要迅速控制过高血糖的重患者，要临时增加胰岛素用量，但监测血糖要跟上。

11. 糖尿病监测要做到"5项"达标

（1）体重要达标，因为减肥能减轻胰岛的负担；

（2）血糖要达标，因为降糖是保持血糖稳定的最基础的措施；

（3）血压要达标，因为保持血压稳定能减少脑出血的风险；

（4）血脂要达标，因为调脂是对付动脉粥样硬化的根本办法；

（5）血粘要达标，因为降粘能防止动脉粥样硬化引起脑中风。

糖尿病患者为预防并发症或减少并发症，就要全面达标，要培养健康的生活方式（如合理饮食、适量运动、戒烟限酒及心理平衡等），采用针对性药物治疗，并要做到不同药物协调作用，才能够达到糖尿病控制满意的目的。在五项指标中，核心是控制好血糖。

12. 检测血糖时5个注意事项

（1）有些血糖仪要在测试前调整血糖仪显示的代码，与试纸盒的代码相一致。

（2）取血部位酒精消毒后，须等酒精挥发后再采血，以避免酒精与试

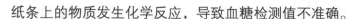

纸条上的物质发生化学反应，导致血糖检测值不准确。

（3）采血量必须能够完全覆盖试纸的整个测试区。血量不足会导致检测失败或测值偏低；如血量太多溢出测试区，不但会污染仪器，还会引起检测结果误差。

（4）应尽快检查，以保证血糖检测的质量。将滴血后的试纸条完全插入测试孔的底部。

（5）每次采血时，要用1次性的采血针。

13. 别忽视监测糖尿病并发症的3个指标

糖尿病观察和诊断中的三个重要指标为：**空腹血糖、餐后2小时血糖和糖化血红蛋白**。

一般健康体检的时候我们只查空腹血糖，空腹血糖小于7就认为没有糖尿病，这样容易漏诊。

一些人，空腹血糖正常，但是餐后血糖很高，被医生发现了糖尿病。这是什么原因呢？空腹血糖正常而餐后血糖升高，通常为糖尿病已经发展到了一定的程度，胰岛的功能已经减少了一半以上；餐后血糖的重要性在于，我们每天吃3次饭，餐后血糖升高，就意味着我们每天至少有一半时间处在高血糖的危害里——很多患者是因为并发症出现后才发现糖尿病的，这种情况很常见。

糖化血红蛋白是血液中红细胞内的血红蛋白和血糖结合的产物，糖化血红蛋白是代表3个月的平均血糖，一般不超过6.2%。糖化血红蛋白越高表示血糖和血红蛋白结合得越多，也就表示糖尿病的病情越严重。糖化血红蛋白的增高对人体的影响是多方面的，可以加速心血管病并发症，诱发糖尿病肾病、白内障等，另外，糖化血红蛋白还能引起血脂和血液黏稠度的增高。糖化血红蛋白每增加1%，导致并发症的危险会增加20%。

14. 糖尿病患者检查须知有哪些

（1）患者检查前一天晚饭后至第二天检查前不再吃食物和药物，过夜空腹10～14小时。

（2）带当天零点后的第一次尿20毫升，早晨医院上班送化验室。

（3）抽空腹血后立即口服含75克葡萄糖水300毫升或吃100克馒头，

准确记录服糖水或吃馒头后的时间，分别于 1 小时、2 小时、3 小时准时到化验室抽血。

（4）除吃馒头时饮少量水（水量控制在 50 毫升左右）以外，检查过程中不能进食、饮水、服药物。

（5）试验前 3 天必须正常活动，过度及长期卧床可使糖耐量受损。

（6）试验前剧烈活动，可加速葡萄糖的利用。因此，应静坐至少半小时。

（7）疾病和创伤，如发热、急性心脑血管病等，使机体处于应激状态，可使血糖暂时升高，糖耐量减低，应等到病愈后恢复正常活动时，再做此检查。

（8）药物影响，如皮质激素，生长激素可升高血糖，而单胺氧化酶抑制剂可降低血糖，由于这些药物的影响，应在试验前停药 3～7 天，甚至 1 个月。

15. 与血糖相关的化验指标要定期监测

除了血糖、血压这些糖尿病患者可以自行监测的项目外，尿糖的监测、尿微量蛋白测定、尿酮测定也很重要。为了确保检查结果的准确性，这些监测必须要到医院去做。根据尿糖、尿微量蛋白和尿酮化验结果，能判断你的治疗方案是否有效，吃得是否合适，运动是否得当，血糖是否控制得好，肾功能是否有损害，需不需要请医生帮你调整治疗方案。有的糖尿病患者不愿意测尿糖和尿微量蛋白和尿酮，殊不知，对尿微量蛋白监测虽然有相应的试纸，在家就可以做，但效果很难做到准确。以上检查一般 1 到 3 个月要检测一次。

16. 糖尿病患者要常监测血压、血脂和血黏稠度

有人将糖尿病和糖尿病并发症比喻为母老虎和它的虎崽，说母老虎不吃人而老虎崽却吃人。如糖尿病的并发症控制不佳，可使冠心病、脑卒中发生的可能性增加 3 倍，下肢截肢的危险性增加 10 倍，尿毒症的机会高 17 倍，双目失明高 25 倍。糖尿病的治疗目的就是使患者具有基本正常的代谢水平，防止或延缓糖尿病急、慢性并发症的发生与发展，让他们有良好的体力及精神状态以及正常的生长、生活、工作与寿命。要达到这些目

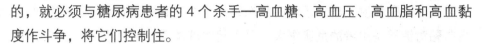

的，就必须与糖尿病患者的 4 个杀手—高血糖、高血压、高血脂和高血黏度作斗争，将它们控制住。

（1）稳血压

高血压与糖尿病互相影响、互为因果。糖尿病患者往往有血糖高、血脂不正常、血黏也高，再加上高血压，血管进一步收缩变窄，很容易发生阻塞或出血。阻塞的结果就是脑血栓、脑梗死、心绞痛、心肌梗死、下肢溃烂，后果不言而喻。血管破裂出血则可导致脑出血、突发双目失明等。高血压还能使尿蛋白增多，肾脏功能急剧恶化。糖尿病患者应经常监测自己的血压。第一次看病时，糖尿病患者必须量血压，如果高，下次就医时必须复查血压，即使首次就诊血压不高，每 3 个月也必须监测血压 1次。糖尿病患者在使用降压药之前，必须注意生活习惯的改善，包括多进高纤维低脂少钠饮食、减肥、忌烟酒等，如果采取这些措施后血压仍高于140/90 毫米汞柱时，应立即服用降压药。如果他们用了药血压还高，那就一律要换药或者加药，务必使血压至少稳定在低于 140/90 毫米汞柱的水平。

（2）调血脂

糖尿病患者血脂容易不正常，主要表现在胆固醇和甘油三酯水平升高，低密度脂蛋白该低不低，高密度脂蛋白该高不高，结果造成高血压、动脉粥样硬化及心、脑血管病增多，严重者造成患者死亡。此外，血脂异常症致使患者肥胖、高血压、痛风、肝胆及胰腺疾病的发生率也增高，必须加以防治。血脂异常症的主要预防方法，是减少食物中总热量特别是高糖、高甘油三酯和高胆固醇食物的摄取，戒烟并少饮酒，增加体力活动，避免或者逆转肥胖。经常参加体育锻炼对减肥和调脂十分重要。另外，定期查体以及早发现并有效治疗血脂异常症也是重要的一环。当饮食疗法和运动疗法还不能使血脂基本正常时，则应采用药物治疗。

（3）降血黏度

影响血液黏稠度的因素很多，包括血细胞因素（如红细胞数量、大小和形态，血小板功能），血浆因素（如血浆蛋白质、血糖、血脂、纤溶活性）以及血管因素（如血管长度、口径和血管内壁黏稠度）。这三方面出现障碍，血液黏稠度长期处于增高状态时，可发生高黏滞血症，简称高血黏。高血黏对糖尿病患者的危害很大，可引起血液淤滞、供血不足、血管损伤、局部缺氧缺糖和酸中毒，最终加速糖尿病大血管、微血管及神经并发症的发生和发展，所以也不得不防，不得不治。高血黏的防治可用饮食疗法，清淡、低脂、低糖饮食，多吃鱼肉、瓜菜、黑木耳、蒜、茶等有利降黏。适当锻炼也可增强心肺功能，降低血黏。高血黏者必须戒烟，因为吸烟可使血管收缩，血黏加重。如果采用了这些措施后高血黏的问题还不能解决，就应该采取药物疗法。首先要降糖、降压、调脂以利于降黏，同时还应使用有降黏作用的中西药物，使血液的黏稠度保持在基本正常的水平。

❀ **温馨提示** ❀

　　动态血糖监测报告专业性较强，必须由专业医生来分析判断，并与患者充分沟通后，才能制定出正确的治疗方案。比如，某患者的血糖在早餐后2～3小时出现过度升高的情况。这既可能是患者药量不够，也可能是患者没有管住自己的嘴巴，或是患者不了解食物生糖指数的高低，多吃了土豆、豆角、花生等高生糖指数的食物。这时候若不仔细分析、判断和沟通，很可能会出错。

17. 胖人最好测测你的血糖

　　据调查，近20年来，我国糖尿病患病率呈倍数增长，目前有2000多万糖尿病患者，预计到2025年可能会达到6000万人。但可惜的是，有的糖尿病患者由于症状不典型（无多饮、多食、多尿和消瘦），虽然得了糖尿病，自己却不知道，所以，我国的糖尿病的知晓率和治疗率分别为33.3%和27.2%。

　　早期糖尿病患者虽然血糖高，却"不疼不痒"，没有"三多一少"，据调查，这样隐匿性糖尿病患者占糖尿病患者总数95%，多数2型糖尿病患者并没有这些典型症状，而是越来越多的患者是偏胖者。由于早期糖尿病没有明显症状，不影响吃喝，因此被人忽视，贻误了治疗时机。所以，每个人（尤其是肥胖者）应该一年至少做一次健康体检。

 医学名词小常识

"糖尿病知晓率"：了解自己是糖尿病者称为知晓，不知者称为不知晓，100个人中有多少糖尿病者称为知晓率，用％表示之。

第九大要素

中医预防调治
糖尿病并发症

中医内分泌科 →

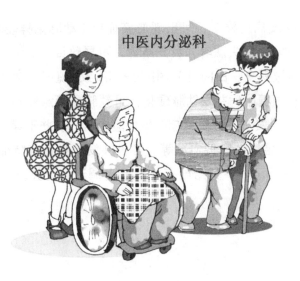

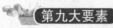

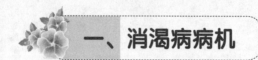

一、消渴病病机

糖尿病中医称之为消渴病，作如下解释：

1. 不注意饮食

患病之前常以肉为粮，饮酒无度，因此而损伤了脾胃，对消化系统造成了损害，从而引发了糖尿病。

2. 情绪受到创伤

终日郁闷，事事都不开心，或事业上受创，或人事上不顺，因而引发了糖尿病。

3. 劳逸结合失常

本来平素身体就虚弱、免疫功能低下，再加上对房事不节制，致使身体的抵抗力下降，肾功能受到损害，出现蛋白尿，消化系统、泌尿系统功能失常所致的疾病。

二、预防调治并发症

糖尿病在发病过程中，可出现血瘀征象（动脉粥样硬化）；肾阴不足（阳痿、性冷淡）；肝失濡养，目无所养，可导致目干目涩，视物昏花，甚至失明（视网膜病变、白内障）；由糖尿病所致的感染、发炎、化脓，发为疮疖、痈疽；由糖尿病并发动脉硬化，可致脑血管意外和冠心病；由肾功能受到耗损，引发水肿、尿毒症、酮症酸中毒，皮肤干燥、四肢麻木厥冷（末梢神经炎、足病）和低血糖等。各种并发症虽各有特征，但是有主有次，轻重不一而已。下列给出有并发症者调治，无并发症者预防，自己掌握。

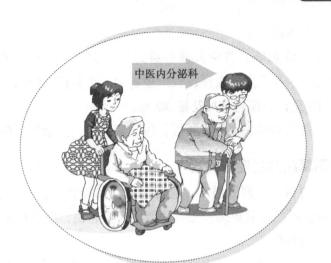

并发症

1. 阴虚燥热气阴两虚并发症的调治

（1）阴虚燥热型

证候：烦渴多饮，随饮随渴，咽干舌燥，多食善饥，溲赤便秘，舌红少津苔黄。脉滑数或弦数。

证候分析：肺胃阴虚内热，则见烦渴多饮，随饮随渴。咽干舌燥；阳明热盛，灼耗水谷则为多食善饥，溲赤便秘；舌红少津苔黄，脉滑数或弦数为阴伤内热之征象。

治法：养阴清热。

方药：消渴方加味。方中重用花粉以生津止渴；配以黄连清心降火；生地，藕汁，人乳汁，百合养阴润燥增液；姜汁佐以和胃防苦寒伤胃。如口干甚者加麦冬，葛根各10克；津伤便秘者加决明子30克；燥热便结加大黄3～6克。

六味地黄丸：滋补肾阴，水丸，每服10～15克，一日3次。主治肾阴不足之消渴。

（2）气阴两虚型

证候：乏力，气短，自汗，动则加重，口干舌燥，多饮多尿，五心烦热，大便秘结，腰膝酸软，舌淡或舌红暗，舌边有齿痕，苔薄少津，或少苔，脉细弱。

治法：益气养阴。

方药：生脉饮加味。方中人参补益元气，生津止渴；麦冬养阴生津；五味子敛津生液。若乏力、自汗、气短较重者加生黄芪30克；多食善饥者加玉竹10～15克；口渴甚者加花粉30克。

玉泉丸：益气养阴，水丸或胶囊，按说明服用，主治气阴两虚之消渴。

2. 阴阳两虚并发症的调治

证候：乏力自汗，形寒肢冷，腰膝酸软，耳轮焦干，多饮多尿，混浊如膏，或水肿少尿，或五更泻，阳痿早泄，舌淡苔白，脉沉细无力。

治法：温阳育阴。

方药：金匮肾气丸。方中以附子、肉桂温补肾阳，引火归元；六味地黄滋养肾阴，阴中求阳，协调阴阳。若夜尿多或尿如脂膏者加益智仁、菟丝子、生白果各10～15克；少尿或水肿者加生黄芪30克、白术10克、防己10～20克；五更泻者加补骨脂10～15克、吴萸10克、肉豆蔻10克；阳痿早泄加仙灵脾10～15克、仙茅10～15克。

3. 糖尿病肾病的中医辨证调治

糖尿病肾病是糖尿病主要的慢性微血管并发症之一，也是糖尿病患者死亡的主要原因。早期大多表现为尿中含有少量白蛋白，继之出现大量蛋白尿，最后发展成为慢性肾功能不全。中医把糖尿病肾病的并发症归纳到消渴病并发"漏微，水肿，腰病，关格"等病范畴。现将常见的治疗糖尿病肾病归纳为两组。

（1）胃心湿热、脾肾不足型，肝肾阴虚型

①胃心湿热，脾肾不足型

症状：腰膝酸软、夜尿频繁而浑浊、周身乏力胃口差、心烦失眠，口干不思饮，或粘或苦。舌暗红或紫嫩，苔白或黄腻。

方药：白茯苓15克，天花粉30克，黄连10克，萆薢15克，太子参25克，玄参20克，熟地25克，覆盆子20克，石斛20克，蛇床子15克，鸡内金20克，磁石25克，共为一剂，水煎服/日，服多少剂自己掌握。

②肝肾阴虚型

症状：腰膝酸痛，咽干口燥，头晕耳鸣，便秘口苦，或目湿而暗，或

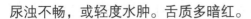

尿浊不畅，或轻度水肿。舌质多暗红。

方药：枸杞子15克，仙灵脾25克，生熟地各15克，山茱萸15克，山药15克，茯苓15克，丹参15克，泽泻15克，肉桂7克，当归12克，杭白芍20克，柴胡15克，白术15克，黄芩15克。共为一剂，水煎服/日。服多少剂，根据好转程度自己掌握。

（2）气阴两虚型，脾肾阳虚型

①气阴两虚型

症状：神疲乏力，自汗盗汗，咽干口燥，心悸气短，或腰膝酸痛，或腹胀便溏，肢体水肿，舌红少苔。

方药：太子参20克，生黄芪25克，生地30克，山茱萸15克，山药15克，丹皮15克，茯苓15克，泽泻15克，玄参20克，白术15克。共为一剂，水煎服/日。服多少剂，根据好转程度自己掌握。

②脾肾阳虚型

症状：面浮身肿，畏寒肢冷，腰膝酸痛，神疲乏力，脘腹胀满，纳呆便溏，夜尿频。舌或有齿痕。

方药：黄芪25克，党参20克，炒白术20克，桂圆肉15克，薏苡仁25克，山药15克，蔻仁15克，干姜10克，炮附子7克，陈皮15克，牛膝15克，龙骨20克，生姜12克，仙灵脾25克，茯苓20克，丹参20克。共为一剂，水煎服/日。服多少剂，根据好转程度自己掌握。

（3）阴阳两虚型，脾肾虚衰湿瘀蕴毒型

①阴阳两虚型

症状：神疲面暗，倦怠懒言，口干不思饮，腰膝酸软，肢冷畏寒，纳呆便干或溏，全身水肿，尿少或夜尿多，或头晕目眩，舌淡胖，舌边有齿痕。

方药：淡附片10克，肉桂7克，熟地15克，茯苓15克，山茱萸10克，山药15克，丹皮15克，泽泻15克，补骨脂15克，仙灵脾25克，白术15克。共为一剂，水煎服/日。服多少剂，根据好转程度自己掌握。

②脾肾虚衰湿瘀蕴毒型

症状：脘闷纳呆，恶心呕吐，面色萎黄，神疲昏沉，气短懒言，尿少水肿，大便不爽，舌淡嫩。

方药：太子参25克，白术15克，茯苓20克，葛根20克，丹参20

克，桃仁 15 克，连翘 20 克，赤白芍各 20 克，生地 20 克，丹皮 15 克，醋制大黄 15 克，黄连 15 克，枇杷叶 15 克，甘草 10 克。共为一剂，水煎服/日。服多少剂，根据好转程度自己掌握。

（4）中医调治动脉硬化肾病酮症酸中毒

①动脉硬化

证候：面有瘀斑，肢体疼痛，麻木，头痛，胸痛，胁痛，半身不遂，舌有瘀斑，或舌下静脉青紫或怒张，血液流变性异常，微循环障碍等。

治法：活血化瘀。

方药：桃红四物汤。方中当归、川芎、芍药、地黄养血活血；桃仁、红花活血化瘀。如血瘀证轻者可用上方加丹参，益母草各 30 克；血瘀证重者则加水蛭 10 克、全蝎 3～5 克。

②酮症酸中毒

证候：神志淡漠，迟钝，木僵，嗜睡，昏迷，气急深大，呼吸有酮味，皮肤干燥，多尿，舌红干，脉微细欲绝或脉细微而数。

证候分析：阴液极度耗损，故见皮肤干燥；阴竭阳亡，而见神志淡漠、迟钝，木僵、嗜睡，甚至神识不清，气急深大，舌红干，脉微细欲绝为阴竭阳亡之兆。

治法：救阴回阳

方药：生脉散加味。方中人参大补元气，回阳救逆；麦冬、五味子敛阴生津，清热止渴。若脉微欲绝者加附子 10～15 克以回阳救逆；若燥热炽盛内陷心包，内闭外脱者可酌情应用安宫牛黄丸或至宝丹以清热开窍。此证也可用下列验方：

黑豆汤：黑豆（炒）调天花粉等份为末，面糊为丸如梧桐子大，每服 30～50 粒，一日两次，治肾虚消渴。

玉壶丸：瓜蒌根、人参等份为末，水丸如梧桐子大，每服 30 丸，麦冬汤下，用于气阴两虚型消渴。

干冬瓜瓤：30 克，水煎服，治消渴心烦。

生芦根粥《中国药膳》：鲜芦根 30 克、粳米 50 克，以水 1500 毫升煎芦根，取汁 1000 毫升煮粥食之。

瓜蒌根冬瓜汤《中国药膳》：瓜蒌根，冬瓜，炖汤饮用。

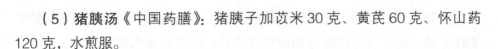

（5）猪胰汤《中国药膳》：猪胰子加苡米30克、黄芪60克、怀山药120克，水煎服。

三、气功调治糖尿病并发症

气功可使经络通畅，气血旺盛，能够调节阴阳以达平衡。一般分动功和静功两大类。糖尿病常用静功如：

1. 吐纳法

即有意识的呼吸训练，包括胸式和腹式呼吸。

练功方法：坐位。全身放松，意守丹田，双目微闭，舌尖顶上腭，头微低，双手心朝上，意念：眼观鼻，鼻观口，口观心，先吸入一口气，用鼻呼出，意念：鼻中呼出的气入脐下行至双脚心，然后"气"由双脚上折返经胸至头下行由口呼出为一个循环。下一个循环：再用口吸气经周身循环由鼻呼出。如此循环练习，做15分钟，一日次数不限。仰卧位：练功如坐位法。

2. 意守法

即把意念集中到空无虚渺的境界，心无杂念，牢拴"心猿意马"意守丹田，达到入静。意守法要在舒适安静的境界中练习。

3. 放松法

有意识地让身体逐步自然放松的练功法。练功时，环境要安静，空气要清新，双目轻闭，排除他念，舌抵上腭，亦入静。

气功流派较多，有专著介绍。练功时最好在有经验的气功师指导下练习，以免出现偏差。

四、糖尿病按摩疗法

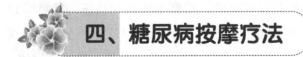

1. 按摩的部位与手法

患者自己用手按摩、刺激体表的腧穴，通过经络传导可以调节胰岛素

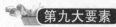

和肾上腺的分泌功能、提高葡萄糖的利用率，从而降低血糖值，达到预防治疗并发症的目的。按摩可加速血液循环，促进新陈代谢旺盛，改善肺活量，提高人体的自身免疫功能，具体操作：

（1）按摩肾区

清晨起床后和临睡前，取坐位，两足下垂，宽衣松带，腰部要挺直，用两手掌置于腰部肾俞穴，上下加压摩擦肾区各40次，然后采用顺旋转，逆旋转摩擦各40次。待局部感到有温热感为佳。

作用：能使肾的血液循环好，从而保持肾功能健康。

（2）按摩腹部

清晨起床后和临睡前，取卧位或坐位，双手叠掌，把掌心放在下腹部，以脐为中心，手掌绕脐顺时针按摩擦40圈。按摩的范围由小到大，由内向外，可上至肋弓，下至耻骨联合。按摩的力量要由轻及重，让自己能耐受、自我感觉舒适为宜。

作用：助消化，防便秘。

（3）按摩上肢

按摩部位以大肠经、心经为主，手法以直线做上下或来回擦法为主，可在手三里、外关、内关、合谷等穴位上各按压、揉搓3分钟左右。

作用：改善冠状动脉循环、增强末梢神经的功能。

（4）按摩下肢

按摩部位以脾经、肾经为主，手法以直线做上下或来回擦法为主，可在阳陵泉、足三里、阴陵泉、三阴交等穴位上各按压、揉动3分钟。

作用：利尿、降血糖。

（5）按摩劳宫穴

劳宫穴位置在第二、三掌骨之间，握掌，中指尖下，如手掌弯曲，四指中指与掌心相接处就是劳宫穴。按摩手法采用按压、揉擦等方法，左右手交叉进行，每穴各操作10分钟，每天2~3次，不受时间、地点限制，也可用小木棒、笔套等钝性的物体进行操作。按摩时要意守丹田。

作用：常按摩劳宫穴能改善心脏供血功能。

（6）按摩涌泉穴对糖尿病患者的作用

涌泉穴在人体足底，为全身腧穴的最下部，它是肾经的首穴。我国现存最早的医学著作《黄帝内经》中说："肾出于涌泉，涌泉者足心也"，意思是说：肾经之气犹如源泉之水，来源于足下，涌出灌溉周身四肢各处。所以，涌泉穴在人体养生、防病、治病、保健等各个方面显示出它的重要作用。

此穴位的寻找方法：取穴时，可采用正坐或仰卧、跷足的姿势均可，涌泉穴位于足前部凹陷处第2、3趾趾缝纹头端与足跟连线的前三分之一处。

此穴位的主治疾病：神经衰弱、精力减退、倦怠感、妇女病、失眠、多眠症、高血压、眩晕、焦躁、糖尿病、过敏性鼻炎、更年期障碍、怕冷症、肾脏病等。穴道指压法治疗脑出血后的复原、穴道按摩治疗膀胱炎、指压法治疗白发等等。

推搓涌泉穴俗称"搓脚心"，它是我国流传已久的自我养生保健按摩疗法之一，非常适于糖尿病患者的预防保健。

按摩方法：两手交替推搓涌泉穴。

涌泉穴之所以能防治各种疾病，尤其是老年性糖尿病的并发症的预防方面，有独特的功效，对便秘效果亦明显，这是因为：

中医的经络系统理论是运行全身气血，联络脏腑肢节，沟通上下内外的通路。而腧穴是人体脏腑组织气血输注于体表的部位，它与脏腑、经络有着密切的关系。它可以反映病症，协助诊断和接受各种刺激，从而达到防治疾病的目的。通过推搓涌泉穴，可以达到对肾、肾经及全身起到由下到上的整体性调节和整体性治疗糖尿病的目的。

人类的足底部含有丰富的末梢神经网，以及毛细血管、毛细淋巴管等器官，它与人体各个系统、组织、器官有着密切的关系，通过对涌泉穴的推搓可以加强它们之间的相互联系，有效地改善局部毛细血管、毛细淋巴管的通透性，和有节律的运动性，从而促进了血液、淋巴液在体内的循环，调整人体的糖代谢、脂代谢、蛋白质代谢过程。

推搓摩擦出现的热感，就是一种良性的刺激。加之在推搓过程中本身就是一种自我的形体导引运动和身心的修养过程。

2. 按摩法减肥

按摩有较好的减肥作用，并且不会产生不良反应。对糖尿病并发肥胖者来说，按摩主要是调节内分泌功能，从而调节体内的脂肪代谢；按摩还可调节胃肠道的功能，减少食物的摄入。用拇指指端按揉脾俞、胃俞、肝俞各50~100次，待局部产生较强的酸胀感为宜。用掌根按揉脊柱两侧的骶棘肌，上下往返3~5次，接着以掌根从上向下按压脊柱2~3次。以拇指指端按揉中脘、天枢、足三里各50~100次。逆时针揉腹5分钟左右。拿捏地机、三阴交、内庭各30~50次。用力捏拿风池、肩井、曲池各20~30次，待局部有较强烈的酸胀感为佳。

3. 按摩法降血压

按摩对糖尿病并发高血压有非常好的疗效。用双手拇指桡侧缘交替推印堂至神庭30次。用双手拇指螺纹面分推攒竹至两侧太阳穴30次，用拇指螺纹面向下直推桥弓，先左后右，每侧10次。用拇指螺纹面按揉百会、印堂、四神聪、百劳各50次。用中指指端叩击头部2~3分钟。用双手大鱼际按揉太阳穴30次，按揉时的旋转方向均向前。以率谷为重点扫散头侧面左右各30次。按摩风池各10次，以局部有轻微的酸胀感为好。按揉肝俞、肾俞、太溪、太冲各30~50次。按顺时针揉腹3~5分钟。用拇指螺纹面向下直推桥弓，先左后右，每侧10次。由前向后，用五指拿头顶，接着头部改为三指拿，顺势从上向下拿捏项肌3~5次。拿肩井10~20次，拿捏上肢2~3次。用双手大鱼际从前额正中线抹向两侧，在太阳穴处按揉3~5次，再推向耳后，并顺势向下推至颈部，做3次。用双手掌根同时拍击下肢内、外侧2~3次，然后摩擦涌泉穴至热。以上方法每天按摩1~2次，3个月为1个疗程。3个月后如果恢复正常，按摩可改为每天1次或隔天1次。

4. 糖尿病中医按摩保健操

第一步：拇指内叩掌心，其余四指握拳，扣住拇指，双手下垂，双脚占桩，气沉丹田，目微合。

第二步：双手提起，平伸，掌心相对，由外向内以脐上3寸为中心推腹部，一推一拉交替操作20遍，气要平和。

第三步：以神阙为中心揉腹，顺时针逆时针各30遍。

第四步：双手握拳，以食指的掌指关节点揉胰俞、脾俞、胃俞、三焦俞、肾俞，每穴各 30 次呼吸。

　　第五步：左掌叠右掌，自脾俞自上而下推至八髎穴 10 遍，再右掌叠左掌，自上而下推至八髎穴 10 遍。

　　第六步：揉血海、地机、三阴交、太溪穴，双手拇指沿胫骨内侧缘由阴陵泉推至太溪 10 遍。

　　第七步：双手握空拳自上而下叩击小腿外侧部位 10 遍，用力均匀，以感觉叩击部位酸胀为度。

　　第八步：用手掌擦涌泉穴，揉搓以脚心发热为适度。

　　第九步：起立，双脚并拢，双手举平轻轻放下，呼出一口气，收势。

第十大要素 10

糖尿病患者的
生活保健

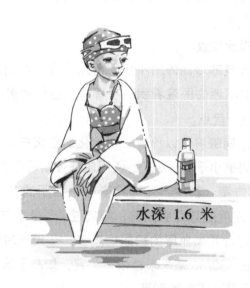

水深 1.6 米

一滴水不断地流入洼处，最终能成为湖泊。与此同理，糖尿病患者血糖如失控，可出现糖尿病并发症。

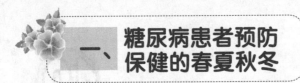

一、糖尿病患者预防保健的春夏秋冬

1. 糖尿病患者春天应该注意的事项

春季乍暖还寒，人们很容易感染各种疾病。尤其是糖尿病患者，一方面体内高血糖环境使病毒、细菌更易于繁殖；另一方面由于糖尿病患者的白细胞杀菌能力减弱、免疫力下降，稍不注意便会诱发感染，产生新病或旧病复发。因此，春季糖尿病患者做好生活中的保健显得尤为重要。

（1）"春捂秋冻"顺应气候

医疗气象学家发现，许多疾病的发病高峰与冷空气南下和降温持续时间的长短密切相关。春季，糖尿病患者抵抗力弱，特别容易着凉感冒，引起感染，从而造成血糖控制难度加大，病情加重。因此在春季糖尿病患者不能突然骤减衣服，应时刻注意保暖，顺应气候，捂得适当才能预防寒气入侵，不至于诱发别的并发症。医生建议，当气温持续在 15℃以上且相对稳定时，才可以不"捂"。

（2）进行健康指标检查

长长的冬季，天气寒冷、外出不便，再加上春节人们过于忙碌，很多糖尿病患者"懒"着不愿去医院看病。在春季，糖尿病患者首先就应进行体检，对身体情况做个盘点。

医生建议，糖尿病患者可以检查一下糖化血红蛋白，它能反映一个冬天平均血糖水平。如果小于 6.5%，则说明血糖控制得不错，如果未达标，则要考虑调整治疗方案。其次，还可检查一下血脂的各个指标，特别是"坏"胆固醇——低密度脂蛋白胆固醇，如超过 2.6 毫摩尔/升，则要引起患者的重视。对于有合并高血压的糖尿病患者，在天气转暖的时候，要经常测量血压，控制在 130/80 毫米汞柱以下为宜，如高于这个标准，则要考虑在医生的指导下调整降压药的剂量。

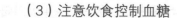

（3）注意饮食控制血糖

中医认为：春季饮食宜"省酸增甘以养脾气"，也就是说如多食酸性食物会使肝火偏亢，损伤脾胃，故多食富含优质蛋白质、维生素、微量元素等食物，如瘦肉、禽、蛋、新鲜蔬菜、水果等以养阳敛阴，养肝护脾，防止各种维生素缺乏症的发生。

（4）春天脚部护理不容忽视

糖尿病患者多有血管病变和神经病变，春季天气转暖，很多平时脚汗较多的患者的足部皮肤容易发生破损或溃疡，经久不愈会形成糖尿病足，这是糖尿病常见并发症，是一种损及神经、血管、皮肤甚至骨骼并致其坏死的慢性进行性病变。它会激发感染，严重的还会发展为坏疽导致截肢。因此，糖尿病患者在春天应穿宽松的棉袜和布鞋，经常检查足部情况，发现有水疱、皮裂、磨伤、甲沟炎等应及时治疗，还要注意趾甲不宜剪得过短。

（5）综合保健要仔细

在医生或营养师指导下，严格按着健康饮食计划，每天定时定量进餐；春天要选择适宜运动，每天运动30分钟左右；每天按时服用降糖药物；每天监测血糖并做好记录，若连续几天血糖太高或过低，应立即去看医生；每天温水洗脚；每天坚持刷牙2次；戒烟。

（6）饮食粗细荤素搭配要合理

春天百花争艳，你想不想舒展一下筋骨，穿上最美丽的衣服秀出好身材呢？春季减肥可是为了迎接盛夏必修课呀，如何才能找到一种在享受美食的同时又减肥瘦身的方法呢？著者现在为你贴心推荐一系列减肥食谱到减肥方法，让你在这个春天用最轻盈的姿态与花共舞！

假如糖尿病患者经常出现饥饿感，而多次血糖检测又无异常，就要考虑饥饿感的产生是否与饮食控制有关，以及有无饮食结构不合理的问题。如果存在这些问题，就要做好饮食调整，原则包括：

①主食是机体热量的主要来源，不能吃的过少。应当根据个人的工作性质、劳动强度和体重等具体情况，算出每日主食量。一般来说，轻体力劳动者每日主食量约为300～400克（6~8市两），重体力劳动者每日则应达到500克（1市斤）以上。

②少量多餐，将每日饮食总量分配到4~5餐中，白天每3~4小时进餐1次，睡前1~2小时少量加餐，既能避免餐后高血糖问题，又可避免"饿得慌"现象。

③不要单纯吃素，而要荤素搭配。注意控制动物脂肪，但不可少了植物油，瘦肉和鱼虾也可适当吃一些，这样可以延缓胃排空速度，避免时常产生饥饿感。

④进餐时多吃一些蔬菜，餐后还可吃点含糖量低的水果（如西瓜、西红柿）以增加"饱腹感"。

2. 糖尿病患者夏天应该注意的事项

（1）糖尿病患者夏日也要运动

有人主张糖尿病患者在夏天里应多休息避免运动，这是不对的，但夏天要把握好运动量的尺度。首先要防止阳光直射，运动地点要选择在室内，最好选择室内运动项目，如打乒乓球、室内游泳等。若在户外进行运动，时间要选在清晨或黄昏，运动量不宜过大，慢速度走15~30分钟，以每分钟70~80步为宜，中速每分钟90~100步，快速110~120步，走的速度按个人体力而定，体力较好的患者，行走时还可以加一些负荷，不要刻意追求运动时间，避免发生低血糖。此外，运动时最好穿宽松透气性好的衣服，注意补充水分。

（2）糖尿病患者夏天要做到"四好"

①**主动出汗好** 主动地出汗是指人体运动后的正常出汗，这种出汗本身就是为调节体内的温度，散发热量而出的，有利于身心健康。

②**运动适量好** 人体运动到一定程度，就会达到一个兴奋点。若继续练下去，可能就有疲劳的感觉，会出现体力透支的现象。特别是夏天，运动要适量。

③**补水及时好** 早上起来运动，最好能在运动前或运动中饮一些水，饮水时要一口一口的喝，这样会减轻对心脏的负担。若活动90分钟，通常补充2市斤水就可以了。

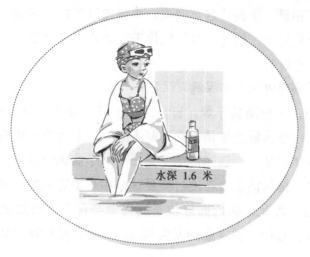

水深 1.6 米

补水

④**在家锻炼好** 在家里锻炼可以开窗，比去健身房空气更好。活动前要做好预备运动：如：伸伸胳膊踢踢腿，然后再开始正式运动。运动结束时做些放松调整活动。家里的一些物品都可以当体育器械进行训练，用两个小板凳放在地面上，就可以做俯卧撑了。若男的有啤酒肚，做俯卧撑、原地高抬腿等运动，来减少腹部的脂肪堆积。运动时不要求速度很快，但要有足够的训练时间。

（3）夏季糖尿病患者喝冷饮要适当

夏季出汗较多，水分丢失相对增加，特别是糖尿病患者更觉得口干难耐，此时应多饮水以补充水分之不足，但多数饮料均含有一定数量的糖分，最好选择矿泉水、清茶、纯净水等天然饮品，既补充水分又清凉解暑。不可饮用可口可乐、冰茶等含糖饮料，否则会使血糖升高，引起排尿量增加，体内水分丢失更多，形成恶性循环，甚至可以导致高渗性昏迷。

3. 糖尿病患者秋天应该注意的事项

（1）糖尿病患者秋天要注意呵护双手

在日常生活中，手部不仅经常曝露在日光下，还要从事很多繁杂的工作，每天的频繁清洗，或是经常使用含消毒杀菌成分的香皂，都会对手的皮肤造成损害。特别容易损伤的是手心，这个部位角质层厚，皮脂腺稀少，稍不注意就会粗糙、干裂，甚至脱皮；手背皮肤柔软、细嫩，比脸颊的皮肤还薄，也极易老化、松弛。秋天气候干燥更容易损害皮肤，所以秋天更应注意呵护你的双手。

（2）糖尿病患者秋天的保健与保养

白露过后，气候渐转干燥，日照减少，气温渐降，自然界草枯叶落，花木凋零，往往使人触景生情，在一些人心中引起凄凉、垂暮之感，产生忧郁、烦躁等情绪变化。这些情绪变化极不利于病体的康复，甚至会使糖尿病病情恶化。糖尿病患者在度过盛夏这个相对稳定期后，血糖也像气候那样变化无常。因此，如何做好秋季的保健与保养，有效地控制血糖水平，关系到减少糖尿病并发症的发生和发展，并为顺利度过冬季打好良好的基础。

为了减缓秋季对人心理上带来的"悲秋"情思，控制糖尿病的发展，减少并发症的发生，关键在于培养乐观情绪，保持神志安定。秋季虽有萧瑟之感，但也是金风送爽、硕果累累之季。患者要以哲人的眼光看待自然界的季节交替。

在秋高气爽的日子里，可以和家人一道登高远眺，饱览胜景，使心旷神怡，情绪稳定。患者也可静思收获之喜悦，增加乐观的情绪，切莫因疾病而忧郁生火，加重病情。平时培养广泛的爱好，如养花、绘画、下棋、垂钓等，均有助于情绪的调节，有利于血糖的稳定。

秋天风大雨水较少，是燥气当令的季节。糖尿病患者多为阴虚燥热之证，对秋燥的反应更为明显，应注重预防秋燥。方法是常喝开水、淡茶、果汁饮料、豆浆、牛奶等流质食物，少量多次，以养阴润燥。秋燥最易伤人的津液，多数蔬菜性质寒凉，有生津润燥、清热通便之功；蔬菜含的大量水分，能补充人体的津液；蔬菜富含维生素C、B及无机盐、纤维素，可改善燥气对人造成的不良影响。

另外，还可吃些百合、莲子等清补之品，以顺应秋天的清肃之性。少吃辛辣煎炸热性食物，如韭菜、大蒜、葱、姜、八角、茴香等辛辣的食物和调味品。煎炸的食物，多食皆会助燥伤阴，加重秋燥。因此，为了安度秋季，最好少吃或不吃此类食物。

"春捂秋冻"。是我国传统的衣着方式，是指秋季不要过早、过多地加衣，和"春捂"相反，让机体抗冷功能得到锻炼，增强御寒的能力，能够防治感冒及其他疾病发生。但实行起来也应有个"度"，如衣服的添加与否，应根据天气的变化来决定，以自己感觉不过于寒冷为准。

初秋天气变化无常，即使在同一地区也会有"一天有四季，十里不同天"的情况。糖尿病患者应多备几件秋装，做到酌情增减。特别是老年患者机体代谢功能下降，血液循环较慢，既怕冷，又怕热，对天气变化非常敏感，应及时增减衣被。

4. 糖尿病患者冬天应该注意的事项

（1）糖尿病患者冬天使用电热毯应注意的事项：

①通电时间不能过长，一般在睡前通电加热，在快进入睡眠时关闭电源。

②在使用电热毯的季节，应适时地补充饮水量。

③如果患了电热毯皮炎，可口服扑尔敏（氯苯那敏）、维生素C，皮炎处的皮肤涂抹芦荟软膏，脱敏止痒效果好，不可使用含激素类皮肤外用药，如皮炎平、地塞米松软膏等。

④身体不要直接与电热毯接触，上面最好铺一层被单或毛毯。

⑤使用电热毯时若出现唇干、口燥、脱水等现象时，可多饮些温开水，停止使用电热毯。若不好转，则应及早到医院去看医生。

⑥有过敏体质的人应尽量不使用电热毯，如果在使用时发生了过敏应立即停用，不要再试试看是否还过敏？肯定过敏！

（2）糖尿病足冬季的护理

糖尿病足的治疗比较棘手，致残率较高。因此，糖尿病患者需要高度重视糖尿病足的防护工作，以下是几点措施，供有糖尿病的朋友冬季足部保健。

①保持足部干洁。每日用温水洗脚，洗脚水温度应低于40℃，洗脚前应先用手肘测水温，以免烫伤，洗脚后应仔细轻柔擦干，特别是脚趾之间，切忌用重力擦拭。对于干燥的皮肤，应该使用润滑油或护肤软膏，但不能用在脚趾之间。

②及时修剪指甲。但不能剪得太深或剪伤周围组织，如果视力不好，

应由家人帮忙，不要用刀修剪角化组织或胼胝。

③每日检查足部有无病变，及时治疗足癣，足部不贴胶布，如发生病变应及时就医。

④足部注意保暖。尤其在冬季，可采用恰当的取暖方法，如穿棉袜（注意不要过紧或过松）等，但切忌用热水袋或照红外线灯，因糖尿病患者末梢神经损害，足部的感觉迟钝，容易烫伤或灼伤，烫伤一点也会发展至足部感染坏死，因此要格外注意。

⑤穿鞋要讲究。宜穿宽大柔软的鞋子，穿鞋需穿袜，并每日检查鞋袜内是否有异物，避免外伤。切忌室内外赤脚行走。

⑥足部承受负荷量不宜过大。不宜过度劳动，行走及站立过久等。

（3）入冬后要注意监测低血糖

①入冬后，糖尿病患者更加需要预防发生低血糖反应。很多糖尿病患者只关注高血糖，却忽视了低血糖的危害性。

从临床上看，冬季是夜间低血糖的高发期。因为寒冷的冬季身体能量需求增加，夜长昼短，糖尿病患者在饮食受到控制的情况下，如果能量得不到及时的补充，容易发生低血糖。有很多患者在冬季凌晨1~3点左右出现低血糖，除了饥饿感和心慌之外，第二天晨起还会感到头痛、乏力等不适。

②低血糖症是糖尿病治疗过程中最常见也是最重要的并发症。目前糖尿病患者低血糖发生率较高，但自我防护能力不足，容易导致病情恶化。

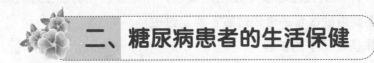

二、糖尿病患者的生活保健

1. 什么是健康生活模式

健康生活模式没有统一的规定。作为糖尿病患者，患病前的生活中，常有不少形成糖尿病的不利因素和不良方式，如多吃怠动，贪酒嗜睡等。为达到治疗目的，健康生活方式必须有利于糖尿病的总体控制。包括：

（1）制定合理作息时间，调节工作、学习和生活节奏。

（2）坚持有预防糖尿病并发症的运动，坚持以恒。

（3）学会相对稳定合理的饮食格局，保证每日三餐，不过饥不过饱，戒烟忌酒。

（4）保持良好的心态，宽容大度，正确对待疾病，善待自己和他人。

2. 糖尿病患者宜少油少脂多运动低盐低糖高纤维

糖尿病患者除血糖偏高外，还常有血脂偏高、肾脏并发症等问题。因此糖尿病患者应不吃高脂肪、高胆固醇的饮食，适当控制饮食总热量及体重，并且养成规律运动的习惯，同时还要忌酒及避免摄食过甜、过咸和含钾高的食物，以控制病情。

（1）少油少脂管住嘴

血脂偏高的糖尿病患者，应先检查自己的一日三餐有没有毛病？如果常吃一些会使血脂上升的食物，如肥肉、五花肉、猪油、鸡鸭皮、动物内脏、蟹黄、鱼卵、蹄膀，或者油炸、油煎食物等，这些好食物务必要戒除，至少要控制。大部分的鱼肉所含脂肪量比猪、牛、羊肉少。烹调时，也应避免使用动物油、奶油、椰子油、棕榈油或含油量高的汤菜，尽量用菜油、色拉油或茶油。

日常饮食以清淡为主，少食膏粱厚味。如果糖尿病患者并发肾脏病变，出现蛋白尿、少尿、电解质不正常、高血压、水肿等症状时，饮食上应限制蛋白质的摄取，并要注意食用蛋白质的品质，每天蛋白质的来源应至少有三分之二是来自优质动物性蛋白，如肉类、蛋、奶类，其余三分之一由黄豆制品、米饭、蔬菜供应。

若需要限磷者应避免食用各类奶制品、蛋黄、动物内脏、汽水、可乐、坚果类、全谷类等食物。肉食宜白水煮熟后烹饪，以帮助脱磷。

（2）低盐低糖高纤维

糖尿病并发肾病的患者，应避免摄取过多的钠盐，以免造成水潴留，加重水肿。患者每日食盐用量应不超过6克。至于含钠盐较高的调味料，如豆瓣酱、辣椒酱、蚝油、含钠盐高的腌制品有酱菜、酱瓜、泡菜、榨菜、咸菜；含钠盐高的加工食品有肉松、肉干、火腿、腊肉、咸蛋、卤味、香肠等也要当心。蔬菜、水果、燕麦、豆类富含纤维、类黄酮素、抗氧化维生素等，具有保护心血管的作用，对患者有益。但当血钾过高时，为减少钾的摄取，应避免生食蔬菜；水果类方面应少吃黑枣、红枣、石榴、草莓、香蕉、龙眼、哈密瓜、西红柿、水果干等；咖啡、浓茶也应避免饮用。因为上述水果和饮料含钾量高。

（3）适量运动益处多

现在的糖尿病患者因治疗手段的提高及健康意识的进步，消瘦的患者越来越少，相反肥胖者在增多。肥胖者应积极减肥，因为肥胖不单单只是身材的问题，还可能带来健康上的隐忧，适当的控制热量及做有氧运动，可有效化解肥胖的困扰，并且有助于血脂正常化，提高胰岛素的敏感性。

3. 给小儿糖尿病患者以信心

糖尿病患儿完全可以正常上学读书，因为只有这样才能使患儿不与其同龄人产生距离，只有这样才能使患儿感到糖尿病并不是什么了不起的疾病，使他们建立正常生活的信心。

❀ 专家提醒 ❀

1型糖尿病朋友：①不要忘记注射胰岛素；②不要悲观，有时候血糖难免控制不好，只要你努力去做就行；③不要饮酒。如果你饮酒了，就一定要吃点东西，但饮酒后千万不要开车；④定期检查酮体，这样做有可能减少你去急诊室的机会；⑤每天至少监测4次血糖，根据血糖情况调整胰岛素剂量；⑥在进食了每一种自己喜欢的食物后，你要知道需要注射多少剂量的胰岛素才能控制相应的血糖；⑦告诉医生你想学会如何调整胰岛素剂量；⑧当你有任何糖尿病方面的问题时，一定去看医生，选择一位适合自己的医生；⑨接受你患糖尿病这个事实；⑩尽可能让朋友知道你患有糖尿病；⑪随身携带治疗药物，随时治疗；⑫决不能等到出现低血糖才治疗；⑬不要忘记进餐或加餐；⑭不要忘记睡前加餐；⑮睡前加餐的食物必须含蛋白质（如鸡蛋、奶酪、瘦肉、花生酱等）；⑯每周至少研究一次你所记录的血糖结果，并从中找到一些规律；⑰偶尔监测餐后2小时血糖；⑱多学习其他控制血糖的方法；⑲锻炼、锻炼、锻炼；⑳与朋友常谈心。

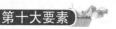

4. 1型糖尿病患者在生活上如何自我保健

1型糖尿病20岁以后死亡的患者中，有50%是由于糖尿病并发肾病导致的尿毒症而不治身亡的。所以1型糖尿病患者在生活上要做好自我保健。那么1型糖尿病患者在生活上如何做好自我保健呢？

1型糖尿病的饮食治疗是为了使血糖控制达到要求的范围，同时应考虑个人的口味和嗜好，而且必须与胰岛素治疗同步进行。

儿童患者每日总热量的需要应满足其正常的生长发育需要，体重过重则应限制热量的摄入。每日糖类的摄入应个体化，应限制精制糖的摄入。增加纤维素的摄入能降低餐后血糖水平，但过多高纤维素饮食易致腹胀不适。推荐儿童糖尿病患者每日摄入蛋白质占总热量的10%~20%。儿童糖尿病患者每日摄入脂肪量可占总量的30%~35%。不推荐一定要吃鱼油，但可每周吃1~2次鱼。

保持体重在一定范围、多喝水少吃盐，注意保护皮肤，及时处理溃疡和创伤，预防发生严重感染。每天刷牙并使用牙线，定期去检查口腔，以防发生牙龈疾病。每天洗脚并注意检查，对于小伤口、溃疡或起水疱都要认真对待，以防日后发生严重后果。糖尿病患者自己不能处理的临时疾病要及时就医。定期检查视力。

5. 糖尿病患者时常吃点猪皮冻能防高血糖并发的高血压

用猪皮炖汤（主要成分是胶原蛋白），用高压锅熬好以后，晾凉成冻。另外一些食物材料，比如牛肉，牛蹄筋，猪蹄等，也是可以做汤喝，但是要以猪皮冻为主。胶原蛋白对增加血管弹性，有降血糖的作用，也能预防由高血糖引起的高血压。

6. 糖尿病患者饮食的"八忌一宜"

糖尿病患者的饮食是治疗糖尿病的基础，要掌握"八忌一宜"：

一忌：虽然糖尿病饮食禁忌多吃，但不意味着少吃或者不吃，要健康的吃，合理的吃。糖尿病的饮食禁忌第一条原则就是"在规定的热量范围内，达到营养平衡的饮食"。为保证营养平衡，糖尿病患者应在规定热量范围内做到主食粗细搭配，副食荤素搭配，忌挑食，不偏食。

二忌：少吃土豆、山药、粉条、芋头、藕、洋葱、胡萝卜、猪油、羊油、奶油、花生、核桃、葵花子、蛋黄，不吃肝、肾、脑。

三忌：忌食白糖、红糖、葡萄糖及糖制甜食，如果糖、糕点、果酱、蜂蜜、蜜饯、冰激凌等。

四忌：使血糖快速升高的食品都是糖尿病患者的饮食禁忌。

五忌：油腻食物如肥肉等富含胆固醇的食物，能使血脂升高的食品也都是糖尿病患者应特别注意的饮食常识，对油腻食物肥肉等，富含胆固醇的食物要尽量不食用或少食用，防止动脉硬化，引起并发症的发生。

六忌：烟、酒以及辛辣等刺激性食物。糖尿病饮食应清淡，口味不宜太重，太辣太咸的东西都不适宜糖尿病患者食用。

七忌：含糖量高的水果中含有较多的果糖和葡萄糖，而且能被机体迅速吸收，引起血糖增高。因此，重症糖尿病患者，不宜吃过多的水果，有的水果虽然可以吃，如番茄、黄瓜、柚子等，但不要吃的太多，因为这些水果里也有一定量的糖。为预防高血糖的发生，糖尿病患者应在两顿饭之间或运动后吃些少量含糖量低的水果，但应注意血糖和尿糖的变化。

八忌：吃饭忌"饥一顿饱一顿"，要少吃多餐，提倡吃零食。

一宜：宜食粗杂粮如荞麦、燕麦片、玉米面、大豆及豆制品、蔬菜。糖尿病患者必须吃适量的蔬菜。蔬菜富含纤维素，如在进餐时与主食同时食用，既可减轻饥饿感，又能起到降低餐后血糖的作用，在糖尿病的营养治疗方面起着重要的作用。

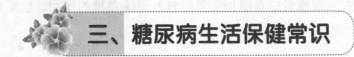

三、糖尿病生活保健常识

1. 不要让广告忽悠了

糖尿病是生活中常见的疾病之一。目前，糖尿病的治疗在一些偏僻落后的地方比较混乱，各种"专治糖尿病的四代传人"、"祖传秘方"、"不用控制饮食治糖尿病"的宣传广告，泛滥成灾。本来已经控制的病情，由于祛病心切，被忽悠了，花了钱，遭了罪，病情反而加重。大家想想，如果

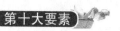

那些治糖尿病的"神仙"们有真本事的话，不早让正规医院聘去，或自己开一个有执照的专科诊所，何必他们还拼命地做广告？

2. 久降不下的高血糖可以试试这种用药方法

久降不下的血糖，以往认为生活干预（饮食干预、运动干预、饮食干预＋运动干预统称为生活干预），可以作为一种单独的治疗手段，治疗早期糖尿病和糖耐量减低。实践证明，大多数患者的血糖还是达不到理想目标。美国糖尿病学会最近提出一种三步走的降血糖的方案，比较简单易行。

第一步：生活干预＋二甲双胍，3个月血糖不达标，过渡到下一步。

第二步：有三种组合。即二甲双胍＋磺脲药，二甲双胍＋基础胰岛素，二甲双胍＋罗格列酮。3个月后，血糖仍不理想，过渡到第三步。

第三步：即在上述治疗的基础上，把基础胰岛素治疗改为胰岛素强化治疗。

3. 含皮质类固醇激素的霜剂能使血糖升高

糖尿病患者有时候皮肤过敏是常见的，但是在购买和使用皮肤病外用药时，需要多掌握一些用药知识，决不能盲目随意购买。例如类皮质类固醇激素霜剂，在使用中有可能加重糖尿病患者的病情。

还有冷霜制剂，也就是乳膏剂产品，是皮肤科最常用的一种制剂，最常见的是肤轻松霜、地塞米松霜、去炎松、肤乐、康钠乐霜、宝龙康霜等各类皮质类固醇激素霜剂。要注意，无论是内源性或外源性糖皮质激素过多，都可引起正常人糖耐量下降或糖尿病。临床上对口服糖皮质激素的不良反应给予了高度重视，但较普遍的现象是尚未重视外用糖皮质激素对糖尿病患者血糖的不利影响。

4. 糖尿病患者应具备"五个一"

第一个一：交一位医生朋友。糖尿病是终身疾病，因此建议病友们要学会和医生交朋友，每次尽量找同一位医生看病，这样他对你的病情就会有比较全面系统地了解，当你发生了新的病状时，他也能根据你的病史做出比较正确判断和合理治疗。他解决不了的问题自然会推荐到相关科室就诊，节省时间，节约费用，比你自己凭想象择科看病要好得多。

第二个一：牢记一个目标。最基本的空腹和餐后血糖的控制标准应当记牢，否则监测血糖观察疗效还有何用？

有一个顺口溜可能对糖尿病朋友们有帮助：

5、6 不过 7

7、8 不离 10

即空腹血糖在 5.0～6.0mmol/L，餐后 2 小时血糖在 7.0～8.0mmol/L 为理想标准。空腹血糖不超过 7.0mmol/L，餐后 2 小时血糖不离 10.0mmol/L 为一般标准。

第三个一：比较一天血糖。监测同一天的空腹和餐后两个时段的血糖，可以了解病情变化，对药物剂量的调整。比如，空腹和餐后血糖都已达标，表明药物剂量合适不增不减；空腹和餐后血糖都高，表明昨晚和今早的药物剂量都需要进行调整；仅空腹高，餐后血糖达标，表明昨晚药物剂量不足，今天早餐前的药物剂量是合适的；仅餐后血糖高，空腹血糖达标，表明早餐前的药物剂量不足应该增加，昨晚药物剂量是合适的。若日监测 3 次以上的血糖，而血糖测定值每次都稳定在参考值范围内，对血糖控制更有指导意义。

第四个一：用好一个运动处方。把运动时间和运动速度量化，使运动治疗简单化，易记忆，好运作，能坚持是最重要的。方法是，餐后 1 小时开始运动。散步：每分钟 100 步 30 分钟；慢跑：每分钟 110 步 20 分钟；小跑：每分钟 120 步 10 分钟，三者的运动量均为一个运动单元，都可消耗热量 80～100 千卡。降低血糖 1.0～2.0mmol/L。

第五个一：简化一天主食计算。糖尿病饮食计算方法繁杂。复杂不实用，还不如简单实用的好。现介绍一简单方法。用身高厘米数 −105 得出标准体重公斤数，用标准体重 ×0.1，就得出每天的主食量（两）了。每天的副食量是固定的，多数糖尿病患者可以按：鸡蛋 1 个、牛奶半斤、瘦肉二两、豆腐二两、蔬菜 1 斤、植物油 15 克食用。如某患者身高 170 厘米，他一天的主食量 =（170−105）×0.1=6.5 两。

5. 什么是糖尿病患者的"黎明现象"

黎明现象是指糖尿病患者清晨时血糖明显升高或维持正常血糖所需的

胰岛素显著增多的现象。因为这个现象多在黎明时分出现，凌晨3时左右血糖开始升高，一直持续到上午8～9时，故称为黎明现象。黎明现象的主要原因是午夜过后体内生长激素增多，血液中生长激素水平升高，血糖升高，需要较多的胰岛素来维持血糖在正常范围。正常人的胰岛细胞自动分泌较多的胰岛素，所以血糖保持正常值。糖尿病患者的胰岛细胞功能缺损，尤其是1型糖尿病患者凌晨血糖显著升高。2型糖尿病患者中亦可发生黎明现象。

6. 如何改善"黎明现象"

糖尿病患者首先要消除心理上的紧张情绪，改善睡眠条件，调节饮食，进行适当的运动。同时，要在医生的指导下进行降糖药物的调整。如果注射速效胰岛素，则应将早餐前胰岛素注射时间提前到清晨6时，或将晚餐主食分1/3的量到睡前吃，在进餐前注射胰岛素。除了降糖药物调整之外，睡前口服赛庚啶亦可抑制生长激素和糖皮质激素分泌，或睡前注射生长激素。

7. 按时作息对血糖稳定有帮助

保持有规律的作息时间对糖尿病患者很重要。患者应尽量固定每天起床与睡觉的时间，尤其是起床的时间，有规律地起床有助于晚上有规律的入睡。为了睡个好觉，应远离刺激物，喝咖啡尽量在早饭后，晚上不吃有刺激性的东西，如巧克力、含咖啡因的苏打水和茶，这些东西会延迟睡眠时间且不能保证睡眠质量。另外，在睡觉前不要看书，房间的灯光不宜过亮，不要在饥饿时入睡。当你睡不着时，应坚信你会睡着。糖尿病患者宜早睡，因为熬夜会破坏人体的生物钟，干扰正常的代谢活动，使体内的升糖激素分泌增多血糖增高，引起机体的抵抗力降低等对身体的不利因素。

8. 糖尿病患者的"七不得"

（1）糖尿病患者过累不得

有些老年2型糖尿病患者患病原因与多年工作劳累有一定关系，因此在治疗期间，工作、学习和生活要适度，过分劳累了血糖会升高。

（2）糖尿病患者生气不得

快乐使人健康，忧伤使人生病。糖尿病患者最怕生气，生气后血糖常常上升。因此，生了气一定要及时消气，要少管闲事、少发牢骚、少生闷气。

（3）糖尿病患者急躁不得

糖尿病患者容易急躁，特别是还在工作中的青年患者更是常为事业急，为家庭急。急躁容易加重病情，因此，糖尿病患者应培养自己的"平常心"，应该科学合理地安排时间，快乐工作、快乐学习、快乐生活。

（4）糖尿病患者麻痹不得

糖尿病患者初期多有思想紧张，这主要与缺乏知识、盲目治疗有关。因此，遵从医嘱、科学治疗最为关键。要经常给自己"五提醒"：错了啥，不要错过定时定量吃饭；误了啥，不要误了量力活动；忘了啥，不要忘了按着医生的嘱咐服药；漏了啥，不要漏了定期测血糖；挤了啥，不要挤了听课学糖尿病预防并发症的知识。

（5）糖尿病患者马虎不得

糖尿病病情控制不好的原因往往与患者自控力差有关。譬如医生告诉糖尿病患者一定要忌烟限酒，但有的患者喝酒吸烟依旧。这种马马虎虎对待自己的生命是无知的表现，无知变有知，明白变行动，这才是科学防治糖尿病并发症的道理。

（6）糖尿病患者片面不得

防治糖尿病的并发症要学会辨证法，医生看病要全面了解病情，而患者重在了解自己，把握自己。有些糖尿病患者存在不少误区：比如只注意高血糖，不注意低血糖；节食就是少吃主食，以菜代粮，以肉代粮；还有运动量或大或小，降血糖药达不到适度等。这些都是片面理解防治糖尿病的表现，患者还要记住医生的话：少吃一点，多动一点，放松一点，勤测一点，多懂一点。

（7）糖尿病患者乱治不得

如今糖尿病患病率有逐年上升的趋势，随之而来的是治疗糖尿病的广告"满天飞"，还有少数穿着白大褂的"推销员"借讲课、咨询等活动，专挣糖尿病患者的钱。这些人"打一枪换一个地方"，以致有许多糖尿病患者耽误了治疗佳期，促进了并发症的发生。患者要记住自己走过的弯路，把教训变成经验，不能乱治。

9. 糖尿病患者要懂得自己的病是终身性疾病

糖尿病既然是终身性疾病，患者就要有信心、有耐心、有细心、有恒心，要学会"以变应变"的辩证法，有打好持久战的心理准备。在治疗上、防治并发症上一阵紧一阵松是要不得的。推荐一首健康"多少"歌，患者朋友不妨记住：

多嚼少吞，多步少车，多淡少咸，多素少荤，多笑少怒，多瘦少胖，多练少药，多慢少快，多乐少愁，多勤少懒。

10. 尿糖试纸不能监测低血糖

尿糖试纸监测的方法优点是简单、快速，对人体没有损伤，而且尿糖试纸便宜。但是由于尿糖试纸受很多因素影响，容易出现误差，不能准确反映血糖水平，只有当血糖在 10mmol/L 以上时，才能有反应。因此尿糖试纸不能监测低血糖的发生。尿糖比血糖有延后性，如餐后 2 小时留尿，尿糖结果反映的是餐后 1 小时左右的血糖水平。用尿糖试纸测定结果如呈阳性，这说明血糖水平一定在 10mmol/L 以上，如阴性则只能表示在 10mmol/L 以下，但并不能表示血糖水平不在 6.1mmol/L 以上。

11. 糖尿病患者不宜浸泡热水澡

经常用高温热水泡脚或盆浴会诱发糖尿病并发症。糖尿病患者使用高温热水洗澡时，会引起并发症的酶活性升高，从而在糖尿病发病过程中，出现血管收缩及微血管动脉硬化。还可能出现手脚麻木、感觉迟钝等神经障碍症状，以及肾功能减退、皮肤瘙痒、关节炎、进行性消瘦、四肢无力等多种并发症。所以，糖尿病患者洗浴时应以温水为宜，切忌温度过高。

12. 糖尿病患者护理口腔有讲究

有糖尿病的人容易有牙结石、牙周炎、齿槽脓漏，乃至于牙齿松动脱落等牙周疾病。主要的原因可能是因为血糖高、局部免疫力下降等而引起的口腔细菌过度繁殖以及菌落生态改变。伴随着这些病程进展的则是一些恼人的口臭、口干口苦、牙齿过敏以及牙痛等不适症状，所以糖尿病患者

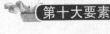

应该特别加强口腔卫生保健。每次用餐之后，患者尽可能都要刷牙，并用牙线或牙线棒将牙缝内的残渣剔除干净。每年应至少一至二次请牙医为你洗牙，除去牙结石。如果有牙齿痛或牙龈水肿等不适，应该请牙医诊治，并告知你的糖尿病医生，以便医生可以加强血糖监测，并在治疗方式上做必要的调整。

13. 糖尿病患者的吃喝拉撒睡

糖尿病患者想真正成为糖尿病康复的主人，掌握自己的命运，健康快乐地生活，就必须知道糖尿病患者日常生活的保健调理方法。

一调吃 调吃是糖尿病患者一项基础治疗措施，其基本原则是对总热量控制，合理调整饮食结构，提倡以素食为主，每餐只吃七八分饱；另外，对糖尿病患者推荐几种对降低血糖有帮助的食物：木耳、蘑菇、魔芋，特别是有着"植物魔药"著称的苦瓜。

二调喝 推荐每天喝两勺老陈醋，它不仅可以软化血管、清理肠道，还对降血糖有一定的帮助。另外，苦丁茶也可以帮助降糖。

三调拉 一般每天醒来按揉腹部300下，服一杯凉白开水，配合散步就可以起到通便的效果。

四调撒 排尿异常，常常会影响情绪和睡眠，导致血糖波动，应该积极治疗。对于糖尿病患者常见的夜尿频多，建议喝黄芪炖猪脬金樱子百果汤（猪脬1个，金樱子、百果各15克，加在一起慢火煮一小时即成），还可服用六味/杞菊地黄丸和肾气丸。

五调睡 规律的睡眠对于内分泌的调节很有帮助，提倡每天睡午觉，以缓冲日间的压力和疲劳；每周睡一次囫囵觉。所谓的囫囵觉就是要自然醒，给机体一次自我调整的机会。

糖尿病患者只要坚持以上"五调"原则，生活的调理基本就可以做到像正常人一样，不仅提高了生活的质量，使病情更加有效治疗。

14. 糖尿病患者如何合理饮奶

奶类是营养价值最高的食品之一，其营养价值是其他任何食物所不能代替的，不论是健康人群还是疾病患者，科学饮奶对强壮体质，维持营养平衡，都可起到重要的作用。

牛奶仅含糖3.4%左右，含量并不高，只相当于某些蔬菜如圆白菜、菜花等的含糖量，且低于任何水果，对患者血糖影响不大。乳类中的碳水化合物主要是乳糖和半乳糖，有促进钙吸收的作用，这对于糖尿病患者是非常重要的。

糖尿病患者由于代谢紊乱，体内可产生一些酸性物质，而牛奶是碱性食物，所以具有使体液保持酸碱平衡的作用。

牛奶含钙丰富，且钙磷比例适宜，还含有一定量的维生素D和乳糖有利于钙的吸收。糖尿病患者最好是每天的饮食中都要有一定量的牛奶。但是怎么喝奶，喝多少，这是十分重要的科学饮奶问题。那么，糖尿病患者该如何饮用牛奶呢？

（1）成人糖尿病患者应该适度喝低脂牛奶，而儿童1型糖尿病患者应饮用全脂牛奶，2型糖尿病伴有肥胖的患儿，应根据血脂的情况选择脱脂或半脱脂奶。

（2）糖尿病患者应选择纯牛奶或AD强化奶，饮用牛奶时不能加纯糖类，否则会导致血糖的迅速升高而加重病情，影响糖尿病的治疗效果。如需要调味，可用甜味剂代替蔗糖。

（3）糖尿病患者每天饮用牛奶的时间应根据各自的习惯而定。如在早晨饮用，应伴随进食谷类食品，以便起到营养素互补的作用，也有助于各种营养素的充分吸收。注射胰岛素治疗的患者，可在晚睡前作为分餐饮用，但要从晚餐中扣除牛奶所含的蛋白质、脂肪、碳水化合物的量，也可从全天供给量中扣除。

（4）糖尿病患者不能把奶当水喝，由于牛奶属蛋白质类食物，如大量进食，可使蛋白质摄入增加，使其所占每日总热量的比例过高，增加肾脏负担，为将来并发症埋下隐患。

（5）根据平衡膳食要求，每日饮奶量以250～500毫升较合理。

（6）当糖尿病患者被查出有肾脏并发症或肾功能减退时，应慎用牛奶，要由临床营养师做科学计算后再饮奶，而不可随意饮用，否则会加重病情。

15. 糖尿病患者能外出旅游吗

近几年来外出旅游过年，成为新的时尚。过去在家团圆的过年传统不再是唯一的方式，随处可见举家出游，或亲朋结伴旅游的景象。而糖尿病患者因为害怕病情波动或治疗不便而不敢外出旅行。实际上现代医学研究表明，一定的运动（如适度的旅行）有利于减轻体重，提高机体对胰岛素的敏感性，改善血糖和脂代谢紊乱，以及调整情绪，对糖尿病患者而言是利大于弊。只要病情稳定，做好准备，注意服药以及运动量适度，是可以旅游的。但在旅途中要注意以下几点：

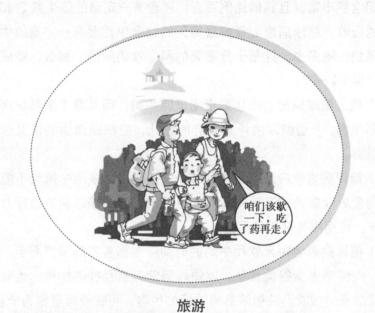

旅游

（1）旅游出发前测空腹血糖、餐后血糖和糖化血红蛋白（如有其他并发症还应检查有关指标），根据测定的结果，咨询医生自己能否参加旅游，并请医生写一份关于病情、所用药物及剂量的材料带在身边。如果病情不稳定，血糖持续偏高、剧烈波动就不宜旅行；如果患有严重糖尿病慢性并发症的人，如失明、肾功能不全、心功能衰竭等，一般不宜远行；伴有感染、酸中毒或其他急性并发症则禁忌外出旅行。

（2）适当的旅游线路、旅程长短、交通工具和具体方法，避免过度疲劳。在购买机票时可以申请糖尿病度身定制的饭菜。

（3）要带上病历卡或病情卡以备发生意外时供医生参考；备好足够的药物，注射胰岛素者还应携带注射器械（如笔和针头）以及消毒用品；尽

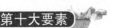

可能带上血糖监测仪，以备随时监测血糖；口袋里一定要备几粒糖果、巧克力和饼干等以备发生低血糖时急用。

（4）旅途中在饮食方面，选择餐饮店要卫生，以素食为主，荤素搭配，以少油、少盐、清淡、低热卡为原则。还应告诉厨师烹调时不用白糖，含有丰富糖分的水果也应该避免吃，如荔枝、桂圆、香蕉等；油炸食物去皮后再吃，至于油脂高的食物，像鸭皮、鸡皮、肥肉等，可以先剔除，建议选择骨头较多的部分食用。对于浓汤或勾芡，以及汤中的肉品，因含有大量的淀粉、油脂，应该避免食用。

（5）在运动方面，旅途中的饮食和运动量尽可能保持和平时相接近的程度，如超过较大范围，则应及时监测血糖，按所测的血糖值调整饮食和运动量，必要时则应安排休整时间。注射胰岛素的患者，尽量选择在腹部注射，不要在四肢部位注射，因为四肢的运动容易导致胰岛素吸收过快；另外不要在胰岛素作用的高峰进行爬山等激烈的活动，最好在餐后 1 小时再开始运动。如果活动后出现低血糖症状，立即食用随身携带的水果糖、饼干。如果当天的运动量比较大，小心当天晚上和第二天出现低血糖，最好能够在晚上加一餐牛奶。

（6）在治疗方面，根据外出时饮食、运动量的变化，用药的时间、剂量要作相应调整。外出活动量增加，平时服用的降糖药及胰岛素要适当减量，避免低血糖的发生。

任何时候如发现你的血糖高于 16.7mmol/L 时，无论是 1 型还是 2 型糖尿病，必须马上找医生进行处理。

（7）糖尿病患者出外旅游要做好血糖检测日记

糖尿病患者外出旅游，要做好血糖检测日记，出行要带好血糖检测工具，做好血糖检测。最好能够记录好身体的感觉和血糖检测结果。由于旅游运动量加大，患者有可能出现低血糖，随时提高警惕。乘飞机时，胰岛素应放在随身携带的手提袋中，以便随时取用，不应放在被托运的行李中。

航空货舱中的温度高会使胰岛素发生变性，到气候炎热的地区去旅行应将胰岛素储存在冷水瓶中，到宾馆饭店后应及时放入低于 4 度的冰箱中。

16. 糖尿病六大奇征的表现

一直以来，在人们印象中糖尿病的典型症状是"三多一少"。即多饮、多尿、多食及体重减少。但是随着对糖尿病患者的长期观察，糖尿病还存在过去没有注意或没有察觉的征象，归纳为六种：

（1）跟腱反射减弱

跟腱反射是检查神经功能的方法。具体是用叩诊锤或木棍叩击脚大筋（足部跟腱），正常反应为小腿肚子（腓肠肌）收缩，足向脚心屈曲。糖耐量试验异常者小腿肚子不收缩（腓肠肌反射消失），而正常人则无或仅少见此现象。跟腱反射试验在糖尿病的早期明显。

（2）排尿困难

主要表现为膀胱里有尿，但却无明显憋尿感觉，排尿时间延长以及排尿困难、膀胱内残余尿增多，膀胱扩张等症状。严重者出现尿闭、尿道炎等并发症。

（3）瞳孔变小

正常人的瞳孔平均为 15.4±6.8 平方毫米，而糖尿病患者的瞳孔则平均为 12.5±5.8 平方毫米（男女大致相同），简单的理解就是比正常人的瞳孔小。

（4）阳痿

据有关统计表明，男性糖尿病患者中并发阳痿症者约占总发生率的 50% 左右，其发病机制有一半以上是功能性而非器质性。经过治疗可以改善并逐步恢复阴茎勃起功能。

（5）女性上身肥胖

肥胖易患糖尿病。上半身肥胖，腰围与臀部之比大于 0.7 的女性，不论其体重如何，糖耐量试验异常者占 60% 以上。当腰臀的比值大于 0.85 时，必须做糖耐量试验检查。腰臀比值增大可能与糖尿病有关。

（6）手足挛缩

表现为手掌不能伸展，平放时呈拱形，手掌皮肤可摸到索状硬结，按之疼痛，局部皮肤粗糙，足底挛缩。这种表现属于糖尿病并发症的一种表现。

17. 预防糖尿病并发症的四个"点"

第一个"多懂点儿"：就是要多看看有关糖尿病的书籍，多听听有关糖尿病的讲座，增加自己对糖尿病基本知识和预防方法的了解；

第二个"少吃点儿"：就是减少每天热量的摄入，特别是避免大吃大喝，肥甘厚味，吸烟喝酒等；

第三个"勤动点儿"：就是增加体力活动时间和运动量，进行有氧运动，避免肥胖；

第四个"放松点儿"：就是力求做到开朗、豁达、乐观，既要保持积极向上的心态，又要避免过高的不切实际的追求，劳逸结合，心理平衡，避免过度劳累。做到以上"四个点儿"，糖尿病并发症的发病率就会减少50%。

18. 预防糖尿病并发症的五个"注意"

第一个"注意"：注意糖尿病的教育与心理治疗。要真正懂得糖尿病，知道如何对待糖尿病，既要重视它，又不要惧怕它，明白糖尿病是一种目前尚无法根治，但可以控制的疾病。

第二个"注意"：注意糖尿病的饮食治疗。这就要求我们做到合理用餐，在保障营养的前提下，避免摄食过量，多进食高纤维食物，保证维生素、微量元素的摄入，少进食肥厚甘味，饮食清淡，戒烟限酒。

第三个"注意"：注意糖尿病的运动治疗。长期坚持适量的锻炼，从而增加热量的利用和胰岛素的敏感性。我们强调有氧运动，这个有氧不是单单可以呼吸氧气就行，而是既要达到运动量，又要避免过度运动，对人体造成伤害。具体来讲青年人运动后心率达到每分钟120次以上，老年人运动后心率达到每分钟100次以上，并且持续30分钟，每周至少5次。我们做过临床实验，长期坚持适量运动的人，平均血糖就可以下降2~3mmol/L。

第四个"注意"：注意糖尿病的药物治疗。在饮食、运动治疗不能使血糖达到标准的情况下，适当选用口服降糖药或胰岛素，并同时控制好血糖。

第五个"注意"：注意糖尿病的病情监测。因为糖尿病的不可治愈性，血糖受多种因素影响而波动，糖尿病人要定期随诊，进行血糖、血脂、尿常规、眼底等相关检查，了解病情，接受医生指导。

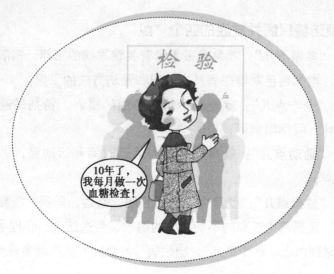

注意

参考文献

1. 河北新医大学《人体解剖学》编写组.人体解剖学上册.北京：人民卫生出版社，1976.

2. 龙昆，李万亥.临床药物手册.北京：金盾出版社，1992.

3. 戴自英.实用内科学（第九版）.北京：人民卫生出版社，1993.

4. 关书军.糖尿病养生保健知识999问.上海：上海科学技术文献出版社，2010.

5. 于康.糖尿病1本通.吉林：吉林科学技术出版社，2009.

6. 养生文摘.中华养生学会.2009，（11）：18.

7. 夏天编辑.糖尿病为啥有损"性"福.医药与保健，（115）：14.

8. 张伯源.医学心理学.北京：光明日报出版社，1989.

9. 中国心理卫生编辑部.心理卫生评定量表手册.中国心理卫生杂志，1993，221.

10. 储展明，季建林，严和.心身疾病的非药物疗法.中国行为医学杂志，1993，2（3）.

11. 杨新军.非胰岛素糖尿病病因研究进展.国外医学，内分泌学分册，1993，3.

12. 龚耀先，姚树齐，戴晓阳，等.心理社会因素在糖尿病发生过程中的作用及机制研究.中国临床心理学杂志，1997，5（2）.

13. 赵耕源.临床患者心理问题.广州：广东科技出版社，1991.

14. ［上古］黄帝著.黄帝内经.陕西旅游出版社.2003.

15. 何绍奇.现代中医内科学.中国医药科技出版社.1991.

16. 王豪.糖尿病肾病的中医辨证施治.医药与保健，2006，11：33.

17. 周仲英主编.中医内科学[M].第2版.北京：中国中医药出版社，2008.

18. 张俊清.糖尿病患者自我监测好处多.医药与保健，2008，171.

19. 部分文献资料引自百度百科—糖尿病并发症.

20. 马红莲，王睿.糖尿病合并感染特点及抗感染药物应用.解放军药学学报，1999，5（15）.

21. 于康.食品交换法.北京协和医院临床营养科.

附 录

附录一　我国正常男性的身长与体重（附女性体重折算量）

年龄 身长	15 ~ 19	20 ~ 24	25 ~ 29	30 ~ 34	35 ~ 39	40 ~ 44	45 ~ 49	50 ~ 60	总平均
153	46.5	48.0	49.1	50.3	51.1	52.0	52.4	52.4	50.3
154	46.8	48.5	49.6	50.7	51.5	52.6	52.9	52.9	50.7
155	47.3	49.0	50.1	51.2	52.0	53.2	53.4	53.4	51.2
156	47.7	49.5	50.7	51.7	52.5	53.6	53.9	53.9	51.7
157	48.2	50.0	51.3	52.1	52.8	54.1	54.5	54.5	52.1
158	48.8	50.5	51.8	52.6	53.3	54.7	55.0	55.0	52.6
159	49.4	51.0	52.3	53.1	53.9	55.4	55.7	55.7	53.1
160	50.0	51.5	52.8	53.6	54.5	55.9	56.3	56.3	53.6
161	50.5	52.1	53.3	54.3	55.2	56.6	57.0	57.0	54.3
162	51.0	52.7	53.9	54.9	55.9	57.3	57.7	57.7	54.9
163	51.7	53.3	54.5	55.5	56.6	58.0	58.5	58.5	55.5
164	52.3	53.9	55.0	56.3	57.4	58.7	59.2	59.2	56.3
165	53.0	54.5	55.6	56.9	58.1	59.4	60.0	60.0	56.9
166	53.6	55.2	56.3	57.6	58.8	60.2	60.7	60.7	57.6
167	54.1	55.9	56.9	58.4	59.5	60.9	61.5	61.5	58.5
168	54.6	56.6	57.6	59.1	60.3	61.7	62.3	62.3	59.1
169	55.4	57.3	58.4	59.8	61.0	62.6	63.1	63.1	59.8
170	56.2	58.1	59.1	60.5	61.8	63.4	63.8	63.8	60.5
171	56.8	58.8	59.9	61.3	62.5	64.1	64.6	64.6	61.3
172	57.6	59.5	60.6	62.0	63.3	65.0	65.4	65.4	62.0
173	58.2	60.2	61.3	62.8	64.1	65.9	66.3	66.3	62.8
174	58.9	60.9	62.1	63.6	65.0	66.8	67.3	67.4	63.6
175	59.5	61.7	62.9	64.5	65.9	67.7	68.4	68.4	64.5
176	60.5	62.5	63.7	65.4	66.8	68.6	69.4	69.5	65.4
177	61.4	63.3	64.6	66.5	67.7	69.5	70.4	70.5	66.3

年龄 身长	15~19	20~24	25~29	30~34	35~39	40~44	45~49	50~60	总平均
178	62.2	64.1	65.5	67.5	68.6	70.4	71.4	71.5	67.1
179	63.1	64.9	66.4	68.4	69.7	71.3	72.3	72.6	68.0
180	64.0	65.7	67.5	69.5	70.9	72.3	73.5	73.8	69.0
181	65.0	66.6	68.5	70.6	72.0	73.4	74.7	75.0	69.8
182	65.7	67.5	69.4	71.7	73.0	74.5	75.9	76.2	70.7
183	66.5	68.3	70.4	72.7	74.0	75.2	77.1	77.4	71.6

注：女性平均约减少2.5公斤

（本表摘自：戴自英.实用内科学（第九版）.北京：人民卫生出版社，1992：633）

附录二　血液及血液化学检验正常参考值

一、血液

总血量　65~90ml／kg体重

比　重　全血　男性　1.054~1.062

　　　　　　　　女性　1.048~1.059

　　　　　血浆　1.024~1.029

渗透压　血胶体渗透压　2.8±0.4kpa（21±3mmHg）

　　　　血晶体渗透压　720~797kpa（280~310mOsm）

红细胞数　男性 400万~550万／mm^3

　　　　　女性 350万~500万／mm^3

血红蛋白　男性 12~16/dl

　　　　　女性 11~15/dl

血细胞比容　男性 40~50vol%

　　　　　　女性 37~48vol%

红细胞平均直径（MCD）　7.33±0.29μm

血细胞比容指数　1±0.2

红细胞血色指数　1±0.2

红细胞饱和指数　0.85±1.15

红细胞平均体积（MCV）　80~94fl（80~94μ^3）

红细胞平均血红蛋白（MCH）　26～32pg

红细胞平均血红蛋白浓度（MCHC）　31～35g/dl

红细胞生存时间　110～130d

红细胞半生存时间　26～34d

循环红细胞量　29.1～30.3ml/kg

网织红细胞数　0.5%～1.5%；2.5万～7.5万/mm^3

白细胞总数　4000～10000/mm^3

白细胞分类计数

中性粒细胞　50%～70%

嗜酸性粒细胞　0.5%～3%

嗜碱性粒细胞　0～0.75%

淋巴细胞　20%～40%

单核细胞　1%～8%

嗜酸性粒细胞计数　50～250/mm^3

血小板计数　10～30万/mm^3

红细胞沉降率（ESR）

短管法（Cutler法）　男性一小时0～8mm

女性一小时0～10mm

长管法（Westergren法）　男性一小时0～15mm

女性一小时0～20mm

血小板粘附试验　转动法（Wright法）58%～75%

玻珠法（Salzman法）20%～60%

血小板聚集试验　连续稀释法测定血小板对ADP聚集反应，其正常值
为第5管或第6管以上发生聚集

出血时间（BT）　1～5min

凝血时间（CT）　毛细管法3～7min

玻片法2～8min

试管法4～12min

硅管法19～60min

凝血酶原时间（Quik-一期法）　11～13s（80%～100%）

凝血酶原消耗时间 ＞20s 为消耗正常

血块凝缩时间 30～60min 开始凝缩，18h 后明显凝缩、24h 完全凝缩

部分凝血活酶时间 35～45s

凝血酶 13～17s

复钙时间 1min30s～3min

凝血活酶生成试验 正常值在 4～6min 内基质血浆凝固时间为 9～11s。患者标本与基质血浆混合后的最短时间比正常＞5s 为不正常

简易凝血活酶生成试验 10～15s

凝血活酶时间延长的纠正试验（甲苯胺蓝纠正试验） 加入甲苯胺蓝后延长的凝血时间恢复正常或缩短 5s 以上为正常

全血凝块溶解试验 正常人在 24～48h 内不发生溶解

红细胞渗透性脆性试验（Sanford 法） 在 0.44%～0.47%（平均 0.45%）盐液内开始溶解，在 0.31%～0.34%（平均 0.32%）盐液内全部溶解

优球蛋白溶解时间 正常 ＞120min，可疑 70～90min，阳性 ＜70min

血浆乙醇凝胶试验 阴性

血浆游离肝素时间测定 15～20s

血浆鱼精蛋白副凝试验（3P 试验）阴性

血浆纤维蛋白（原）降解产物（FDP）

胶乳凝集法：＜10μg/ml

简易法：＜1∶8 滴度

间接血凝抑制法：＜2μg/ml

凝血因子功能活性检查

Ⅱ因子活动度 80%～120%

Ⅴ因子活动度 80%～120%

Ⅶ因子活动度 80%～120%

Ⅷ因子活动度 60%～160%

Ⅸ因子活动度 80%～120%

Ⅹ因子活动度 80%～120%

Ⅺ因子活动度 80%～120%

Ⅻ因子活动度 80%～120%

Ⅷ因子活动度　80%～120%

纤维蛋白溶酶活性　0～15%

纤维蛋白溶酶原　6.8～12.8u

海恩次（Heinz）　小体<0.8%

抗人球蛋白试验（Coombs试验）　不凝集

自体溶血试验　24h生理盐水0.05～0.5g/dl，葡萄糖0～0.4g/dl

酸溶血　48h生理盐水0.4～3.5g/bl，葡萄糖0.03～1.0g/bl

血红蛋白溶解度　88%～102%

四唑氮蓝（NBT）试验　<10%

二、血液化学

葡萄糖　邻甲苯胺法　3.92～6.16mmol/L（70～110mg/dl）

　　　　福林－吴氏法　4.48～6.72mmol/L（80～120mg/dl）

乳酸　0.56～2.22mmol/L（5～20mg/dl）

丙酮　（定量法）0.05～0.34mmol/L（0.3～2mg/dl）

　　　（半定量法）<0.52mmol/L（<3mg/dl）

丙酮酸　45～140μmol/L（0.4～1.23mg/dl）

血酮　196μmol/L（<2.0mg/dl）

钠　136～145mmol/L（136～145mEq/L，310～330mg/dl）

钾　3.5～5.3mmol/L（3.5～5.3mEq/L，16～22mg/dl）

钙　总量　2.25～2.75mmol/L（4.5～5.5mEq/L，9～11mg/dl）

　　与蛋白结合部分：1.0～1.13mmol/L（2.0～2.25mEq/L，4.0～4.5mg/dl）

　　不与蛋白结合部分：

　　不游离钙0.13～0.25mmol/L，（0.25～0.5mEq/L，0.5～1.0mg/dl）

　　游离钙1.13～1.38mmol/L（2.25～2.75mEq/L，4.5～5.5mg/dl）

磷（无机磷）　0.97～1.62mmol/L（1.7～2.9mEq/L，3.0～5.0mg/dl）

铁　转运铁　男性　13.6～28.3μmol/L（76～158μg/dl）

　　　　　　女性　10.74～30.97μmol/L（60～173μg/dl）

　　总铁结合力：男性　44.57～69.27μmol/L（249～387μg/dl）

　　　　　　　　女性　36.52～76.79μmol/L（204～429μg/dl）

铁饱和度　0.20～0.55（20%～55%）

铁蛋白（放免法）0.03～0.44μmol/L（1.2～2.0μg/dl）

铜　14.1～20.4μmol/L（90～130μg/dl）

硒　1.52～3.17μmol/L（12～25μg/dl）

硼　0～116μmol/L（0～125μg/dl）

铅　1.44～2.4μmol/L（30～50μg/dl）

镁　0.8～1.2mmol/L（2～3mg/dl）

锌　7.65～22.95μmol/L（50～150μg/dl）

镉　12.4～38.5nmol/L（139～433ng/dl）

汞　＜0.25μmol/L（＜5.0μg/dl）

砷　＜0.40μmol/L（＜3μg/dl）

铬　0.29～0.40μmol/L（1.48～2.06μg/dl）

铝　5.8～7.0μmol/L（15.6～18.8μg/dl）

锰　（比色法）＜3.64μmol/L（＜20μg/dl）

　　（原子吸收法）0.13～0.21μmol/L（0.71～1.14μg/dl）

钴　1.7～5.09nmol/L（0.1～0.3μg/dl）

钼　0～0.09μmol/L（35ng/dl）

镍　1.4～13.6nmol/L（8～80ng/dl）

氯化物　98～106mmol/L（98～106mEq/L，570～620mg/dl）

氟化物　＜26.3μmol/L（＜0.05mg/dl）

尿素氮　3.2～7.1mmol/L（9～20mg/dl）

肌酐　88.4～176.8μmol/L（1～2mg/dl）

尿酸　119～238μmol/L（2～4mg/dl）

肌酸　229～534μmol/L（3～7mg/dl）

血脂

总脂　450～700mg/dl

总脂酸　190～420mg/dl

总胆固醇　2.9～6.0mmol/L（110～230mg/dl）

总胆固脂　占总胆固醇0.7～0.75（70%～75%）

甘油三酯（TG）0.22～1.2mmol/L（20～110mg/dl）

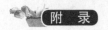

磷脂　1.4～2.7mmol/L（110～210mg/dl）

游离脂肪酸　0.3～0.9mmol/L（8～25mg/dl）

β－脂蛋白　<700mg/dl

脂蛋白电泳　α0.3～0.4（30%～40%）

　　　　　　β0.6～0.7（60%～70%）

蛋白总量　6.0～8.0g/dl

白蛋白　3.5～5.5g/dl

球蛋白　2.0～3.0g/dl

血清蛋白电泳	醋酸膜法	滤纸法
白蛋白	0.62～0.71	0.54～0.61
	（62%～71%）	（54%～61%）
球蛋白		
α₁	0.03～0.04	0.04～0.06
	（3%～4%）	（4%～6%）
α₂	0.06～0.10	0.07～0.09
	（6%～10%）	（7%～9%）
β	0.07～0.11	0.10～0.13
	（7%～11%）	（10%～13%）
γ	0.09～0.18	0.17～0.22
	（9%～18%）	（17%～22%）

肌红蛋白

　血凝法　（－）

　放免法　6～80mg/dl

粘蛋白（改良 Hayyis 法）　2～4mg/dl

酸性糖蛋白　55～140mg/dl

血清前白蛋白（放免法）　1.85～7.4μmol/L（10～40mg/dl）

血清结合球蛋白（放免法）　3.5～25μmol/L（30～215mg/dl）

血清血色素结合蛋白（免扩法）　7.1～16.4μmol/L

　　　　　　　　　　　　　　　　（50～115mg/dl）

α₂－巨球蛋白（免扩法）　1.8～4.3μmol/L（150～350mg/dl）

β$_2$- 微球蛋白　1.60～3.0μg/ml

甲种胎儿球蛋白（AFP）

　　双向对流琼脂扩散法　阴性

　　放射免疫定量法 < 20ng/ml

　　反向被动血凝法 < 25ng/ml

铜蓝蛋白　1.53～3.34μmol/L　23～50mg/dl

游离血红蛋白　<4mg/dl

血红蛋白电泳　血红蛋白 A（HbA）97%

　　　　　　　血红蛋白 A$_2$（HbA$_2$）（淀粉板电泳）1.78%～2.7%

　　　　　　　血红蛋白 F（HbF）（碱变性试验）正常人及 6 个月以

　　　　　　　上儿童 <2%

高铁血红蛋白　0.03～0.13g/dl

糖化血红蛋白　正常 <6.5%

游离原卟啉（红细胞内）34.7～106.3nmol/L（16.3～49.9μg/dl）

总胆红素　1.7～17.1μmol/L　（0.1～1.0mg/dl）

一分钟胆红素　0～3.4μmol/L　（0～0.2mg/dl）

黄疸指数　4～6u

麝香草酚浊度（TTT）　0～6u

硫酸锌浊度（ZnTT）　2～12u

血氨

　　Nessler 试剂显色法　5.87～35.2μmol/L（10～60μg/dl）

　　酚一次氯盐酸法　27.0～81.6μmol/L（46～139μg/dl）

纤维蛋白原　0.2～0.4g/dl

类风湿因子胶乳凝集试验　阴性

抗链球菌溶血素 "O" 测定　<500u

抗链球菌激酶　<1：40

抗透明质酸酶　<1：2048

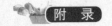

附录三　酶学检查正常参考值

血清谷氨酶 – 丙酮酸转氨酶（ALT、GPT）

Reitman 法　2～40u

King 法　44～118u

血清谷氨酸 – 草酰乙酸转氨酶（AST、GOT）

Reitman 法　4～50u

King 法　44～103u

血清碱性磷酸酶（ALP、AKP）

Bodansky 法　1.5～4.0u

King–Armstrong 法　5～13u

血清酸性磷酸酶（ACP）

Bodansky 法　0～1.1u

King–Armstrong 法　1～4u

血清乳酸脱氢酶（LDH）　150～450u

乳酸脱氢酶同工酶（圆盘电泳法，醋纤膜电泳法）

LDH_1：32.7±4.6%　（24%～34%）

LDH_2：45.1±3.53%　（35%～44%）

LDH_3：18.5±2.69%　（19%～27%）

LDH_4：2.9±0.86%　（0～5%）

LDH_5：0.85±0.55%　（0～2%）

血清 γ – 谷氨酰转氨酶（γ–GT）

Brotton 及 MouhoII 改良法　6～47u/ml

Orlowski 法　<40u/ml

血清醛缩酶（ALd）　3～8u/ml

血清 5'– 核苷酸酶（5'–NT）　2～17IU/ml

血清异柠檬酸脱氢酶（ICD）　238～686u/ml

血清 α – 羟丁酸脱氢酶（HBD）　53～131mIU/ml

血清亮氨酸氨基肽酶（LAP）　男性　306～613nmol/L

（18.3～36.7±9.0IU/ml）

女性　272～488nmol/L

（16.3～29.2±6.4IU/ml）

血清胆碱酯酶（ChE）

比色法　　男 38～57u　　女 34～53u

指示剂法　1.5±0.4u

血清鸟氨酸氨基甲酰转移酶（OCT）　8～20u/L

血清山梨醇脱氢酶（SDH）　0～0.3U/L

血清单氨氧化酶（MAO）（伊藤法）<30u/ml

血清糜蛋白酶（ChT）（放免法）0.6～3.12nmol/L

血清 α_1– 抗胰蛋白酶（α_1–AT）　14.2～36.4μmol/L

血清 α_1– 抗糜蛋白酶（α_1–AC）　4.4～8.8μmol/L

血清溶菌酶　240～520nmol/L　（4～20μg/ml）

血清淀粉酶（Somogy 法）　40～180u/ml

　　　　　　（Winslow）　　8～64u/ml

血清脂肪酶（滴定法）　1.0～1.5u/ml

　　　　　　（比浊法）　0.15～0.20u/ml

血清肌酸磷酶激酶（CPK）

　无机磷法　0～200u/dl

　Hughes 比色法　男　0.56～7.5u/dl

　　　　　　　　　女性　1.45～4.0u/dl

附录四　肾功能试验正常参考值

浓缩稀释试验（Mosenthal 法）

　夜尿量 <750ml

　日尿量与夜尿量之比 3～4：1

　最高比重 >1.018

酚红试验（PSP 试验）

　15min 排出　>25％

　60min 排出　>35％～40％

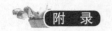

120min 排出　>55%～75%

尿素肾清除率（以 1.73m² 体表面积校正）

标准清除率　40～65ml/min（平均 54ml/min）

最大清除率　60～95ml/min（平均 75ml/min）

菊粉肾清除率　男性 124±25.8ml/min

女性 119±12.8ml/min

内生肌酐清除率　109～148L/24h（平均 128L/24h），或 90±10ml/min

对氨马尿酸清除率　男性 519.1±7.1ml/min

女性 496±10.2ml/min

肾小管对氨马尿酸最大排泌量（TmPAH）

60～90mg/min（80.9±11.3mg/min）

肾小管葡萄糖最大重吸收量（TmG）

男性 300～450mg/min

女性 250～350mg/min

肾小球滤过分数（FF）　0.18～0.22（平均 0.20）

肾血流量　1200～1400ml/min

肾血浆流量　600～800ml/min

肾小管酸中毒试验

氯化铵负荷试验　尿 pH<5.3

中性硫酸钠负荷试验　尿 pH<5.5

碳酸氢离子重吸收排泄试验　排泄分数为 0

尿常规

比重　1.003～1.030　一般在 1.015～1.025 之间，晨尿在 1.020 左右

尿渗量　24 小时内，最大范围 40～1400mOsm/kgH₂O（98～3602kPa），
一般在 600～1000mOsm/kgH₂O（1470～2450kPa）之间，晨
尿常在 800mOsm/kgH₂O（1960kPa）

蛋白定量　20～80mg/d

糖定量（斑氏法）　0.56～5.0mmol/d（100～900mg/d）

尿沉渣检查

红细胞：0～偶见 /HP

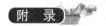

白细胞：＜ 5/HP

上皮细胞：0～少量 /HP

附录五　糖尿病诊断标准

中华医学会糖尿病学分会建议在我国人群中采用糖尿病诊断标准（WHO1999）

糖尿病症状：指急性或慢性糖、脂肪、蛋白质代谢紊乱表现。

任意时间血浆葡萄糖水平 ≥ 11.1mmol/L（200mg/dl）或空腹血浆葡萄糖（FPG）水平 ≥ 7.0mmol/L（126mg/dl）或 OGTT 试验中，2 小时 PG 水平 ≥ 11.1mmol/L（200mg/dl）

解释如下：糖尿病诊断是依据空腹、任意时间或 OGTT 中 2 小时血糖值。空腹指 8～14 小时内无任何热量摄入；任意时间指 1 天内任何时间，与上次进餐时间及食物摄入量无关；OGTT 是指以 75g 无水葡萄糖为负荷量，溶于水内口服（如为含 1 分子水的葡萄糖则为 82.5g）。

附－美国糖尿病协会（ADA）现行糖尿病的诊断标准

糖化血红蛋白 AIC ≥ 6.5%：试验应该使用美国糖化血红蛋白标准化计划（NGSP）组织认证的方法进行，并与糖尿病控制和并发症试验（DCCT）的检测进行标化。

空腹血糖 FPG ≥ 126mg/dl（7.0mmol/L）：空腹是指至少 8h 没有能量摄入。

口服葡萄糖耐量试验 OGTT：2h 后血糖仍高 ≥ 200mg/dl（11.1mmol/L）。试验应按照世界卫生组织（WHO）的标准进行，用 75g 无水葡萄糖溶于水中作为糖负荷【WHO 推荐成人 75g 葡萄糖，孕妇 100g，儿童每公斤体重 1.75g，总量 ≤ 75g 用 250ml 水溶解，5 分钟内口服。】

患者存在高血糖的典型症状或者高血糖危象，以及随机血糖 ≥ 200mg/dl（11.1mmol/L）。

糖尿病及 IGT/IFG 的血糖诊断标准　注：血糖单位为 mmol/L（mg/dl），测定方法为葡萄糖氧化酶法。

正常

空腹：全血静脉血＜5.6（100），毛细血管血＜5.6（100），血浆静脉血＜6.1（110）

负荷后2小时：全血静脉血＜6.7（120），毛细血管血＜7.8（140），血浆静脉血＜7.8（140）

糖尿病

空腹：全血静脉血≥6.1（110），毛细血管血≥6.1（110），血浆静脉血≥7.0（126）

负荷后2小时：全血静脉血≥10.0（180），毛细血管血≥11.1（200），血浆静脉血≥11.1（200）

糖耐量受损（IGT）

空腹：全血静脉血＜6.1（110），毛细血管血＜6.1（110），血浆静脉血＜7.0（126）

负荷后2小时：全血静脉血≥6.7（120）－＜10.1（180），毛细血管血≥7.8（140）－＜11.1（200），血浆静脉血≥7.8（140）－＜11.1（200）

空腹血糖受损（IFG）

空腹：全血静脉血≥5.6（100）－＜6.1（110），毛细血管血≥5.6（100）－＜6.1（110），血浆静脉血≥6.1（110）－＜7.0（126）

负荷后2小时：全血静脉血＜6.7（120），毛细血管血＜7.8（140），血浆静脉血＜7.8（140）

提示：儿童的糖尿病诊断标准与成人一致。

必须注意，在无高血糖危象，即无糖尿病酮症酸中毒及高血糖高渗性非酮症昏迷状态下，一次血糖值达到糖尿病诊断标准者必须在另一日按三个标准之一复测核实。如复测未达到糖尿病诊断标准，则需在随访中复查明确。再次强调，对无高血糖危象者诊断糖尿病时，绝不能依据一次血糖测定值进行诊断。

急性感染、创伤或其他应激情况下可出现暂时血糖升高，不能依此诊断为糖尿病，须在应激消除后复查。

妊娠妇女的糖尿病诊断标准长期以来未统一，建议亦采用75gOGTT。

附录六　食品交换法

一、计算理想体重和每日总热量

20 世纪 90 年代以来，"食品交换份法"作为标准营养治疗方法得到广泛应用，并收到了良好的临床效果。该方法的宗旨是使糖尿病患者在控制饮食的同时，充分享受"吃"的乐趣。其核心可概括为以下几点：

（1）控制总热量，使体重达到并维持在理想或适宜的水平；

（2）同时控制主食与副食，来控制总热量；

（3）在控制总热量的同时，掌握好三大产热营养素的比例：即糖类占总热量的 60%，脂肪占 25%～30%，蛋白质占 10%～15%；

（4）在控制总热量的前提下，均衡分配各类食物的摄入，构成"平衡膳食"；

（5）在控制总热量的前提下，营养素含量相似的食物间可以等量互换。

以上 5 条可概括为 16 个字："总量控制，局部交换，掌握比例，食谱广泛"。

同时保证：少量多餐，定时、定量、定餐。

二、计算理想体重——营养治疗第一步

对糖尿病患者而言，体重是与体温、呼吸、脉搏、血压一样重要的生命指征。

计算理想体重，并与实际体重相比较，是饮食治疗的第一步。

（1）理想体重的计算公式：

公式一（Broca 改良公式）：理想体重（公斤）= 身高（厘米）–105

公式二（平田公式）：理想体重（公斤）=[身高（厘米）–100]×0.9

公式二的计算结果较公式一略低，但无实质性差异。

（2）实际体重与理想体重做比较：

凡实际体重在理想体重的 ±10% 范围内均属正常，当实际体重超过理想体重的 20% 时称为肥胖；少于理想体重的 20% 时称为消瘦。无论肥胖或消瘦都对血糖控制不利。

目前认为体重指数（body mass index，BMI）是体重状况的可靠指标。

其计算公式为：BMI= 体重（kg）/ 身高^2（m^2）。我国 BMI 的正常值范围是 18.5 ~ 23.9。大于等于 24 为超重；大于等于 28 为肥胖。

然而，在临床实践中，对中至重度肥胖的糖尿病人，使其体重达到并维持"理想状态"往往难以实现。为此，ADA 提出"合理体重"（reasonable weight，RW）的概念。RW 系指糖尿病人及其主管医师或营养医师认为可在短期内实现并长期维持的体重水平。该水平对有效控制血糖、血压和血脂有确定的意义。与传统的 BMI 相比，RW 似更为现实。

三、计算每日总热量——"二要素五步骤"

（1）所谓"二要素"是指体重和活动强度。

根据这"二要素"，可确定每日每公斤理想体重所需要的热量（表3）。

表3 成人糖尿病每日热能供给量（千卡/公斤理想体重）

体重	卧床	轻体力活动	中体力活动	重体力活动
消瘦	20 ~ 25	35	40	40 ~ 45
正常	15 ~ 20	30	35	40
肥胖	15	20 ~ 25	30	35

（2）热量计算"五步骤"

一名没有并发症的糖尿病人，身高 170 厘米，体重 80 公斤，65 岁，已退休。平常从事轻体力活动。通过下述 5 个步骤可计算出他每日的热量。

步骤 1：计算理想体重 =170-105=65（公斤）

步骤 2：判断体重是否肥胖或消瘦。

该病人实际体重为 80 公斤，超过理想体重 20% 以上，属肥胖；

步骤 3：判断活动强度。

该病人的活动强度为轻体力活动；

步骤 4：根据体重和活动强度查出每公斤理想体重需要的热量。

查表 3 得知该病人每日每公斤理想体重需要 20 ~ 25 千卡热量；

步骤 5：计算总热量。

总热量 =20 千卡 / 公斤理想体重 × 理想体重 65 公斤 =1300 千卡 / 日;

四、根据总热量设计每日食谱——食品交换份法

食品交换份将食物分成四大类（细分可分成八小类），每份食物所含热量大致相仿，约 90 千卡，同类食物间可以任意互换（表 4）。

表4 食品交换份之基本内容

组别	类别	每份重量	每份热量
谷薯组	1. 谷薯类	25克（1/2两）	90千卡
菜果组	2. 蔬菜类 3. 水果类	500克（1斤） 200克（4两）	90千卡 90千卡
肉蛋组	4. 大豆类 5. 奶制品 6. 肉蛋类	25克（1/2两） 60克（1.2两） 50克（1两）	90千卡 90千卡 90千卡
油脂组	7. 硬果类 8. 油脂类	15克（1/3两） 10克（1汤匙）	90千卡 90千卡

下面举例说明应用食品交换份制定糖尿病食谱

患者张某，采用单纯饮食治疗。全天所需总热量为 1600 千卡。

（1）计算食品交换份份数：1600÷90=18 份。

（2）参考表 5 分配食物，根据自己习惯和嗜好选择并交换食物。

表5 不同热量糖尿病饮食内容

热量 （千卡）	交换份	谷薯类 重量 份数		菜果类 重量 份数		肉蛋豆类 重量 份数		浆乳类 牛奶 份数		油脂类 重量 份数	
1200	14	3两	6	1斤	1	3两	3	250克	1.5	2汤匙	2
1400	16	4两	8	1斤	1	3两	3	250克	1.5	2汤匙	2
1600	18	5两	10	1斤	1	3两	3	250克	1.5	2汤匙	2
1800	20	6两	12	1斤	1	3两	3	250克	1.5	2汤匙	2
2000	22	7两	14	1斤	1	3两	3	250克	1.5	2汤匙	2
2200	24	8两	16	1斤	1	3两	3	250	1.5	2汤匙	2

（3）根据表5，可见该病人全天需主食5两（10份），蔬菜1斤（1份），肉蛋豆类3两（3份），奶类250克（1.5份），油脂2汤匙（2份）。

（4）将食物安排至各餐次中，制定平衡膳食。

（5）使用食品交换份可在同类食物间相互交换，包括：

1）同类食品可以互换。50克大米可以和50克面粉互换；25克饼干可以和25克燕麦片互换；50克瘦肉也可以和100克豆腐互换。

2）不同类食品当营养素结构相似时，也可以互换。25克燕麦片可以和200克橘子互换，它们所含热量、碳水化合物基本相近；25克馒头与500克西瓜（带皮）也是等值的。

3）在不增加全天总热量的条件下，吃500克西瓜和25克馒头是一样的。当血糖控制稳定时，糖尿病病人每天吃一个水果减少25克主食也是可以的。

只要熟悉应用食品交换份，糖尿病患者的饮食安排就比较自由了。在不增加总热量、总脂肪量的前提下，糖尿病患者可以选择多种食品，包括过去不敢选择的水果，土豆，粉丝，胡萝卜。

4）关于加餐的目的是使病情由不稳定过渡到稳定，同时减少胰腺负担。尤其晚睡前加餐可有效预防夜间低血糖的发生。夜间低血糖会刺激体内升高血糖的激素的强烈作用，易发生清晨及早饭后显著高血糖。这时胰岛素的消耗量大，使原本功能不佳的胰腺负担更重，血糖也就更不易控制。因此主张糖尿病患者定时夜间加餐，而不要等到感到饥饿时再加餐。

五、糖尿病人食用水果四要素

很多糖尿病人不敢吃水果，因为水果的主要成分是糖，如葡萄糖、果糖和蔗糖等。一些水果中还含有少量的淀粉，如苹果、芒果和香蕉等。若食用不当，可升高血糖，甚至使病情出现反复。

很多糖尿病人又渴望能吃点水果，因为水果有"三宝"：维生素、无机盐和膳食纤维，对维持人体健康起着特殊的作用。加之水果色泽鲜艳，风味迷人，完全舍弃未免可惜。

这对矛盾如何解决？办法很简单，只要掌握好糖尿病人食用水果的四个要素，那么对大多数糖尿病人而言，完全可以做到既控制好血糖，又享受到食用水果的好处与乐趣。

这四个要素是：把握好病情、把握好时机、把握好种类、把握好数量。

1. "把握好病情"

糖尿病人在血糖控制稳定后，可适量进食部分水果；若血糖水平持续较高，或近期波动较大，暂不食用水果。

2. "把握好时机"

水果不要和正餐合吃，而应作为加餐，可选择在上午 10 点或下午 3 点左右食用。

3. "把握好种类"

应选择含糖量相对较低及升高血糖速度较慢的水果。后者对不同的糖尿病人可能有一定差异，可根据自身的实践经验作出选择。一般而言，西瓜、草莓等含糖量较低，对糖尿病人较为合适，而柿子、香蕉、鲜荔枝等含糖量较高，糖尿病人不宜食用。

4. "把握好数量"

糖尿病人每日食用水果的量不宜超过 200 克，同时应减少半两（25 克）主食，这就是食物等值交换的办法，以使每日热能摄入的总量保持不变。

六、糖尿病饮食控制的"误区"

误区一：控制主食的摄入就等于饮食控制，饭吃的越少对病情控制越有利。

不少病人只控制主食摄入，认为饭越少越好，甚至连续数年把主食控制在每餐仅吃半两到一两，由此造成两种后果：一是由于主食摄入不足，总热量无法满足机体代谢的需要而导致体内脂肪、蛋白质过量分解，身体消瘦，营养不良甚至产生饥饿性酮症。另一种是认为已经控制了饮食，油脂、零食、肉蛋类食物不加控制，使每日总热量远远超过控制范围，而且脂肪摄入过多易并发高脂血症和心血管疾病，使饮食控制失败。其实，糖尿病饮食控制需要控制摄入食物所产生的总热量与含热量较高的脂肪。相反，主食中含较多的复合碳水化合物，升血糖的速率相对较慢，在适当范围内可增加摄入量。

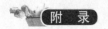

误区二：咸的食品或含甜味剂的糖尿病专用食品不用控制食入。

部分病人错误认为，糖尿病就是不吃甜的食物，但咸面包、咸饼干以及市场上大量糖尿病专用甜味剂食品不含糖，饥饿时可以用它们充饥，不需控制。其实各种面包饼干都是粮食做的，与米饭馒头一样，吃下去也会在体内转化成葡萄糖而导致血糖升高。因此应将这类食品放入总热量的范围内进行选择，可借助它们改善单调的口味，提高生活乐趣。

误区三：多吃了食物只要加大口服降糖药剂量就可以消化掉。

一些病人在感到饥饿时常忍不住多吃饭，此时他们会采取自行加大原来的服药剂量的方法，误认为饮食增加了，多吃点降糖药把多吃的糖抵消了。事实上，这样做不但使饮食控制形同虚设，而且加重了胰腺（胰岛）的负担，同时增加了低血糖及药物毒副作用的发生，对于病情的控制非常不利。

误区四：饮食控制已非常严格，吃点零食充饥没有关系。

部分病人三餐控制比较理想，但由于饥饿或其他原因养成吃零食，如花生、瓜子、休闲食品等的习惯。殊不知这样也破坏了饮食控制。因为大多数零食均为含油脂量及热量较高的食品，任意食用会很快超出总热量范围。